Toxikologie
für Einsteiger

John A. Timbrell

Toxikologie für Einsteiger

Aus dem Englischen übersetzt
von Ernst Gleichmann

Spektrum Akademischer Verlag Heidelberg · Berlin · Oxford

Originaltitel: Introduction to Toxicology
Aus dem Englischen übersetzt von Ernst Gleichmann

Englische Originalausgabe bei Taylor & Francis, Ltd
© 1989 Taylor & Francis, Ltd

Die Deutsche Bibliothek – CIP-Einheitsaufnahme

Timbrell, John A.:
Toxikologie für Einsteiger / John A. Timbrell. Aus dem Engl. übers. von Ernst
Gleichmann. – Heidelberg ; Berlin ; Oxford : Spektrum, Akad. Verl., 1993
 Einheitssacht.: Introduction to toxicology <dt.>
 ISBN 3-86025-086-8

© 1993 Spektrum Akademischer Verlag GmbH Heidelberg · Berlin · Oxford

Lektorat: Merlet Behncke-Braunbeck, Markus Pohlmann
Redaktion: Friedhelm Glauner
Produktion: Susanne Tochtermann
Umschlaggestaltung: Claus Rieger, Heidelberg
Satz: Satz- und Reprotechnik, Hemsbach
Druck und Verarbeitung: Druckhaus Beltz, Hemsbach

Titelbild: © Ed Hille / Matrix / Focus

Aufgrund stetiger Forschungen und wachsender Erfahrungen entwickelt sich die
Toxikologie – wie jede Wissenschaftsdisziplin – ständig weiter. In diesem Buch wurden
Dosierungen von Autor und Verlag zwar sorgfältig geprüft und nach Möglichkeit dem
Wissensstand bei Fertigstellung des Werkes angepaßt; für ihre Richtigkeit kann vom
Verlag jedoch keine Gewähr übernommen werden.

Geschützte Waren- und Gebrauchsnamen sind *nicht* besonders gekennzeichnet. Das
Fehlen eines entsprechenden Hinweises berechtigt jedoch nicht zu der Annahme, daß es
sich um freie Warenzeichen und Marken handelt.

Spektrum Akademischer Verlag Heidelberg · Berlin · Oxford

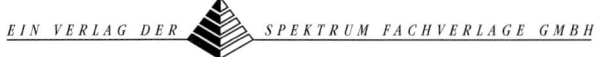

EIN VERLAG DER SPEKTRUM FACHVERLAGE GMBH

Für Anna, Becky und Cathy

Inhalt

Vorwort

Der ständig zunehmende Gebrauch von Chemikalien in unserer modernen Gesellschaft läßt die Toxikologie zu einem immer wichtigeren Fachgebiet werden. Inzwischen existieren in mehreren Ländern auf verschiedenen Ausbildungsebenen Studiengänge, um junge Toxikologen auszubilden. Was es gegenwärtig jedoch nicht gibt, ist ein einführendes Lehrbuch, das interessierten Studenten aus verschiedenen Fachrichtungen einen erschwinglichen, allgemeinverständlichen Einstieg in die Toxikologie bietet. Für den wirklich interessierten Toxikologen gibt es gebundene, zum Teil englischsprachige Lehrbücher wie *Cassarett and Doull's Toxicology* sowie verschiedene Abhandlungen für den Spezialisten, die sich mit ganz bestimmten Fragen der Toxikologie beschäftigen. Die weniger umfangreichen Lehrbücher, die auf dem Markt sind, befassen sich mit der Toxikologie zumeist recht einseitig und diskutieren nur die biochemischen, pathologischen, pharmakologischen oder pharmakokinetischen Probleme. Für einen Anfänger, ob Student oder mit abgeschlossenem Examen, der sich einen Überblick über die Toxikologie als Ganzes verschaffen will, sind die meisten dieser Bücher aber zu teuer oder zu speziell.

Die Toxikologie ist ein multidisziplinäres Fach mit einer umfangreichen und verwirrenden Literatur, die ständig fortgeschrieben wird. Für den Lernenden ist es schwierig und zeitraubend, diese Informationen zusammenzutragen. Hierin liegt die Notwendigkeit, nicht nur für den Fortgeschrittenen, sondern auch für den Anfänger ein zusammenfassendes Lehrbuch anzubieten. Diese Marktlücke wurde mir bewußt, als ich zunächst an der Universität und dann am College an einer Toxikologievorlesung beteiligt war.

Dieses Buch entstand also aus der Erkenntnis, daß sowohl ich als auch meine Studenten eine Einführung in die Toxikologie brauchen. Es enthält im wesentlichen die Informationen, die ich bei der Vorbereitung meiner Vorlesungen zusammengetragen habe.

Ich danke den Studenten, die den Hintergrund für diese Vorbereitungen bildeten. Dank schulde ich auch Dr. Kevin Woodward, *Principal Scientific Officer, DHSS*, der das Manuskript durchgesehen hat und dabei Fehler korrigierte und viele unschätzbare Anregungen gab. Mein Dank geht auch an Dr. John Cheney, der während seiner früheren Tätigkeit beim Verlag Taylor & Francis die Druckfahnen zu diesem Buch bearbeitet hat.

Abschließend möchte ich mich ganz besonders bei Cathy bedanken für ihren Rat, ihre Vorschläge und ihre Hilfe bei einigen der Abbildungen und natürlich auch bei Anna und Becky für ihr Verständnis, wenn ich endlose Stunden vor dem Computer verharrte, anstatt ihnen eine Gutenachtgeschichte vorzulesen.

1. Einleitung

Die Toxikologie untersucht die schädlichen Wechselwirkungen zwischen Chemikalien und biologischen Systemen. Heutzutage sind Menschen, Tiere und Pflanzen in steigendem Maße einer Vielzahl verschiedenartiger Chemikalien ausgesetzt. Diese Stoffe reichen von Metallen und anorganischen Verbindungen bis hin zu komplexen organischen Molekülen – und sie alle sind potentiell giftig. Das Studium der pathologischen, biochemischen und physiologischen Effekte solcher Substanzen ist die faszinierende Aufgabe des Toxikologen. Die Toxikologie ist wie die Medizin ein interdisziplinäres Fach, das viele Bereiche umfaßt; dies macht sie zu einem fesselnden und herausfordernden Forschungsgebiet. Man muß biochemisches, chemisches, pathologisches und physiologisches Grundwissen mit experimentellen Beobachtungen kombinieren, um zu verstehen, weshalb manche Substanzen störend in ein biologisches System eingreifen und zu toxischen Effekten führen können.

Zur Zeit werden in den Vereinigten Staaten circa 65000 verschiedene Chemikalien produziert, und jedes Jahr kommen zwischen 500 und 1000 neue Verbindungen hinzu. Aufgrund der zunehmenden Anzahl von Stoffen in unserer Umwelt (Abbildung 1.1) wird es immer wichtiger, etwas über die toxischen Effekte zu wissen, die sie hervorrufen können, und zu versuchen, diese Effekte zu messen und einzuschätzen. In den letzten Jahren ist man sich mehr und mehr des Problems bewußt geworden, daß Mensch und Tier in unserer Umwelt potentiell toxischen Chemikalien ausgesetzt sind. Als eines der ersten Bücher hat vermutlich

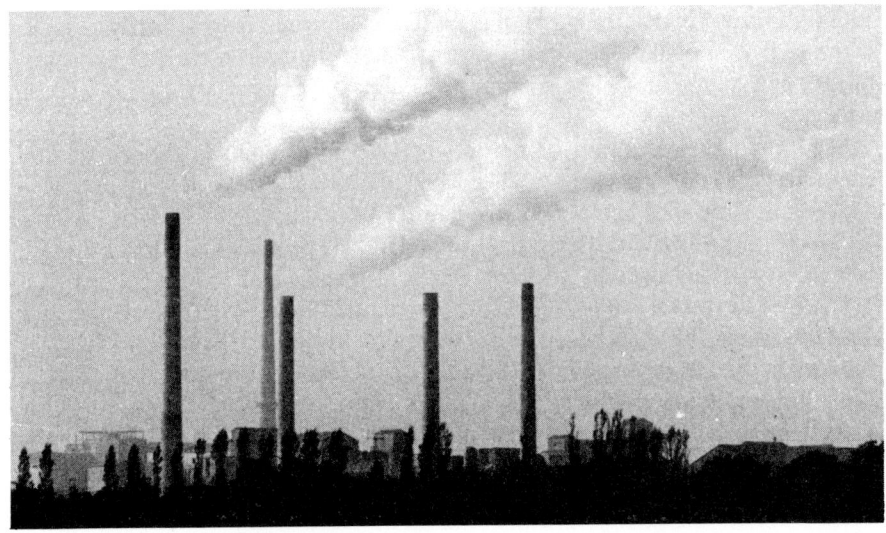

1.1 Die Toxikologie befaßt sich mit der Exposition lebender Systeme mit Substanzen in der Umwelt aus einer Vielzahl von Quellen.

Rachel Carsons *Silent Spring* im Jahre 1965 (das Buch erschien in deutscher Übersetzung unter dem Titel *Der stumme Frühling*) die Öffentlichkeit auf diese Tatsache aufmerksam gemacht. Es beschreibt die zerstörerischen Auswirkungen von Pflanzenschutzmitteln auf die Flora und Fauna Nordamerikas. Wie Efron in *The Apocalyptics, Cancer and the Big Lie* (1984) ausführt, haben Carson und später auch andere Wissenschaftler die Gefährlichkeit von Chemikalien vermutlich übertrieben – ihre Botschaft war jedoch deutlich. Die meisten teilen wohl inzwischen die Meinung, daß sich der Mensch vor den synthetischen Stoffen, die in die Umwelt gelangen, in acht nehmen muß. Die Toxikologie besitzt jedoch noch eine andere Dimension: Die sozialen, moralischen und juristischen Aspekte, die ins Spiel kommen, wenn Menschen Chemikalien ausgesetzt werden, deren potentielle Schädlichkeit unbekannt oder ungewiß ist. Der Toxikologe wird dann häufig aufgefordert, Gefahren und Risiken einzustufen und Einschätzungen zu bewerten.

Historische Aspekte

Man hat die Toxikologie die „Lehre von den Giften" genannt, was die Frage aufwirft: Was ist ein Gift? Gifte können vom natürlich auftretenden Pflanzenalkaloid bis hin zum synthetischen Nervengas reichen. Ein Gift ist jede Substanz, die einen schädlichen Effekt auf ein Lebewesen hat. Ob wir eine Substanz für ein Gift halten oder nicht, mag von ihrem Gebrauch abhängen. Menschen können sich beispielsweise vor den Auswirkungen schädlicher Bakterien schützen, indem sie diese mit Antibiotika wie Penicillin abtöten, sie können sich allerdings auch gegenseitig mit dem Giftgas Phosgen umbringen. Sowohl Phosgen als auch Penicillin sind – strenggenommen – Gifte, wir bewerten sie indes recht unterschiedlich.

Die Lehre von den Giften hat sich erst in jüngerer Zeit zu einer richtigen Wissenschaft entwickelt. In der Vergangenheit fand sie hauptsächlich bei Mördern und Attentätern praktische Anwendung. Gifte haben als eine schwer zu entdeckende und leise Waffe in der Geschichte der Menschheit immer eine wichtige Rolle gespielt.

Schon früh kannte der Mensch natürliche Gifte aus Pflanzen und Tieren und gebrauchte sie auch für seine Waffen. Das Wort Toxikologie ist von dem griechischen Wort *toxikon* für „giftige Substanz, in die Pfeilspitzen getaucht werden" und von dem Wort *toxikos* für „Bogen" abgeleitet.

Das Studium der Gifte hatte um 1500 vor Christus schon begonnen, denn der Ebers-Papyrus, die früheste medizinische Aufzeichnung, enthält viele Hinweise auf Gifte und deren Rezepte. Die alten Ägypter konnten aus Pfirsichkernen Blausäure destillieren. Die hinduistische Medizin kannte nach Berichten in den Veden bereits um 900 vor Christus Gifte wie Arsen, Eisenhut und Opium. Die alten Chinesen gebrauchten das Aconitin des Eisenhutes als Pfeilgift. Hippokrates zeigte 400 vor Christus in seinen Schriften, daß die alten Griechen eine fundierte Kenntnis der Gifte und der Prinzipien der Toxikologie besaßen, insbesondere hinsichtlich der Behandlung von Vergiftungen durch Beeinflussung der Resorption. Vergiftungen waren im alten Griechenland verhältnismäßig häufig, somit war das Studium der Gifte und in besonderem Maße die Entwicklung von Antidota (Gegengiften) wichtig.

Nikandros aus Klaros bei Kolophon (185 bis 135 vor Christus), dem Arzt des Attalos, König von Pergamon, war es beispielsweise erlaubt, mit Giften zu experimentieren und dafür verurteilte Straftäter als Versuchspersonen einzusetzen. Die Ergebnisse seiner Studien faßte er in einem Traktat über Mittel gegen giftige Reptilien und Substanzen (Theriaka und Alexipharmaka) zusammen; er erwähnt in der Abhandlung 22 spezifische Gifte, unter ihnen Bleiweiß, Bleiglätte (Bleioxid), Eisenhut (*Aconitum*), Spanische Fliege (Kanthariden), Schierling (*Conium*), Bilsenkraut (*Hyoscyamus*) und Opium. Zur Behandlung empfahl er einen Tee aus Leinsamen, um Erbrechen hervorzurufen, sowie das Aussaugen des Giftes aus dem Biß eines giftigen Tieres. In ähnlicher Weise gebrauchte König Mithridates Straftäter, um nach Antidota zu fahnden. Sich selbst schützte er, indem er regelmäßig eine Mischung aus fünfzig verschiedenen Antidota (ein „Mithridatikum") zu sich nahm. Die Legende weiß zu berichten, daß er sich nicht vergiften konnte, als er zum Selbstmord genötigt war! Der Fachbegriff Mithridatikum, der eine erworbene Giftfestigkeit bezeichnet, ist von seinem Namen abgeleitet.

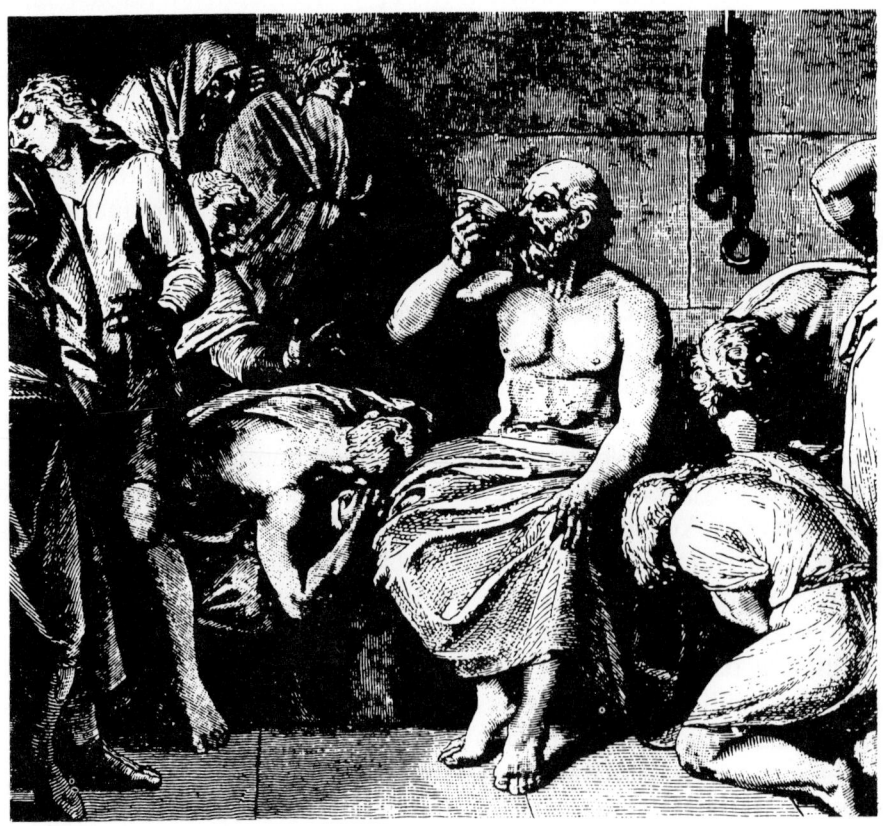

1.2 Sokrates trinkt Schierling, das vom Stadtstaat Athen angewandte Gift. (Nachdruck mit Erlaubnis der Mary Evans Picture Library, London.)

Das erste bekannte Gesetz gegen Gifte erließ Sulla 82 vor Christus in Rom. Es richtete sich gegen die sorglose Ausgabe von Giften. Der griechische Arzt Dioskurides (50 nach Christus) lieferte einen wichtigen Beitrag zur Toxikologie, als er Gifte nach ihrer Herkunft in tierische, pflanzliche oder mineralische Stoffe gliederte und den Wert von Brechmitteln für die Behandlung von Vergiftungen erkannte. Seine Arzneimittellehre *Materia Medica* blieb für 15 Jahrhunderte das wichtigste Werk über Gifte. Die Ursprünge der Toxikologie liegen also im Gebrauch von Giften bei Morden, Selbstmorden und politischen Attentaten. Es ist zum Beispiel bekannt, daß Sokrates zum Selbstmord mit Schierling gezwungen wurde (Abbildung 1.2). Es gibt viele Fälle, in denen Gifte für mörderische Zwecke gebraucht wurden. Ein Beispiel ist die Arsenvergiftung des Claudius und seines Sohnes Britannicus; hierfür nahm Nero einen professionellen Vergifter in seine Dienste, der den Vorkoster zu umgehen wußte. Der Attentäter gab Arsen in das Wasser, das zum Abkühlen der Suppe verwendet wurde. Weil Gifte immer öfter zu diesen Zwecken eingesetzt wurden, mußte man Behandlungsmethoden ersinnen. In einem Buch über Gifte und ihre Gegengifte führt Maimonides (1135 bis 1204) einige der Behandlungsmöglichkeiten näher aus, die man für effektiv hielt.

Im Mittelalter entwickelte sich vor allem in Italien die Kunst des Vergiftens als politisches Werkzeug zu einem Kult. Besonders berüchtigt waren im 15. und 16. Jahrhundert die Borgias. Im Italien des 17. Jahrhunderts stellte eine Frau mit Namen Teofania di Adamo einen Gifttrank her, der Arsen enthielt („Aqua Tofana") und zur Beseitigung von unliebsamen Rivalen, Ehemännern und Feinden verwendet wurde! In ähnlicher Weise mischte Katharina von Medici Gifte und probierte sie an den Armen und Kranken Frankreichs aus, wobei sie sich alle klinischen Zeichen und Symptome notierte.

Eine der wichtigsten historischen Figuren in der Entwicklung der Toxikologie zu einer Wissenschaft ist Paracelsus (1493 bis 1541), der die Notwendigkeit sorgfältigen Experimentierens erkannte und dem Fach eine wissenschaftliche Basis verschaffte. Er unterschied zwischen therapeutischen und toxischen Eigenschaften von Substanzen. Dabei stellte er fest, daß die Unterschiede abhängig sind von der Dosis – dies waren erste Ansätze zum Konzept der Dosis-Wirkungs-Beziehung. Der spanische Arzt Orfila (1787 bis 1853) war eine weitere wichtige Persönlichkeit für die Toxikologie, denn er sah diese als eigenständige Disziplin an und leistete Beiträge zur forensischen Toxikologie: Er entwickelte Nachweismöglichkeiten für giftige Substanzen und konnte so eine Vergiftung nachweisen. Seitdem entwickelte sich die Toxikologie als Wissenschaft weiter und befaßt sich auch mit der Forschung nach dem Wirkmechanismus von Giften. So vertrat Claude Bernard (1813 bis 1878) die Auffassung, biologische Systeme ließen sich besser verstehen, wenn man die Wirkung von Substraten auf diese Systeme untersuchte. Er fand heraus, daß Curare entweder an den Nervenendigungen oder den neuromuskulären Synapsen wirkt.

In jüngerer Vergangenheit erforschte Sir Rudolph Peters den Wirkmechanismus arsenhaltiger Giftgase und entwickelte 1945 ein wirksames, als *British Anti-Lewisite* (BAL) bekanntes Gegengift zum Gaskampfstoff Gelbkreuz (Lewisit). Andere Beispiele sind Cyanid, das die oxidative Phosphorylierung hemmt, und Fluorcitrat, das ein spezifischer Inhibitor der Aconitase ist, eines Enzyms, das am Krebs-Zyklus im Zellstoffwechsel beteiligt ist. Beide Verbindungen hat man in Experimenten eingesetzt, die normale biochemische Prozesse verstehen helfen.

Toxikologie ist inzwischen mehr als der Gebrauch von Giften für Mordabsichten und die Herstellung entsprechender Gegengifte. Die enorm hohe (über 65000) und weiter steigende Zahl synthetischer Chemikalien, denen wir in der Umwelt potentiell ausgesetzt sind, hat die Toxikologie ins Rampenlicht gerückt und einen Bedarf nach vorgeschriebenen Untersuchungen toxischer Substanzen in der herstellenden Industrie wie auch nach einer steuernden Gesetzgebung geschaffen. Dies hat schließlich zur Einrichtung staatlicher Kontrollstellen geführt, welche die Einhaltung der geltenden Vorschriften überwachen.

Verdeutlicht wurde der Wissensbedarf über die Giftigkeit von Industriechemikalien, Medikamenten und Nahrungsmittelzusätzen durch einige schwere Industrieunfälle der letzten Jahre. Dieses Wissen ist für die Entwicklung einer effektiven und schnellen Behandlung toxischer Wirkungen ebenso essentiell wie für die Behandlung von Überdosierungen und unbeabsichtigten Vergiftungen. Eine der schrecklichsten Katastrophen ereignete sich 1984 im indischen Bhopal, als aus einer Fabrik, die das Insektenvernichtungsmittel Carbaryl herstellte, eine große Menge der extrem schädlichen Verbindung Methylisocyanat ($CH_3-N=C=O$) ausströmte. Man weiß nur wenig über die Giftigkeit dieser Verbindung; daher war die Behandlung der Opfer mit Unsicherheiten behaftet und vermutlich unzureichend.

Ein weiterer wichtiger Grund, Chemikalien auf Eigenschaften wie ihre Giftigkeit hin zu testen, ist die Möglichkeit, sie als toxisch, explosiv oder entzündlich zu klassifizieren. Dies ermöglicht Entscheidungen über den Transport und die Kennzeichnung von Chemikalien. In unserem Alltag sind wir auf vielfältige Weise giftigen oder potentiell giftigen Substanzen ausgesetzt, was die Toxikologie zu einer Disziplin von großer gesellschaftlicher Relevanz macht. Dies wird besonders deutlich, wenn wir die verschiedenen Arten von Giften betrachten und die Wege, auf denen wir mit ihnen in Berührung kommen. Im Grunde genommen geht es hierbei um alle Stoffe, denen man in der Umwelt begegnen könnte. So stellt sich die Frage: Sind alle Chemikalien giftig? Die beste Antwort hierauf ist vermutlich: Es gibt keine ungefährlichen Stoffe, man kann sie nur auf ungefährliche Weise benutzen!

Kategorien toxischer Substanzen

Je nach der Art, wie der Mensch toxischen Substanzen exponiert ist, teilt man diese in verschiedene Kategorien ein: in Arzneimittel, Lebensmittelzusatzstoffe, Schädlingsbekämpfungsmittel, Industriechemikalien, Umweltgifte, natürliche Gifte und Haushaltsgifte. Die einzelnen Kategorien werden in den folgenden Kapiteln ausführlich beschrieben. Zunächst soll jedoch jede kurz vorgestellt werden.

Arznei- und Genußmittel

Die meisten Menschen der westlichen Welt konsumieren während ihres Lebens irgendwelche Arzneimittel. Da der Zweck von Medikamenten ihre große Wirksamkeit in biologischen Systemen ist, sind die meisten auch potentiell giftig. Ihre Toxizität kann entweder auf einer Überdosierung beruhen oder ihren Grund in einer seltenen und ungewöhnlichen Nebenwirkung haben. Zu beiden Wirkungsmöglichkeiten werden in Kapitel 4 Beispiele genannt.

Arzneimittel unterscheiden sich in ihrer chemischen Struktur sehr stark voneinander und üben ihre biologische Wirkung auf mannigfaltige Weise aus. Unter allen Stoffen, die der Mensch freiwillig zu sich nimmt, sind sie wohl die einzigen Fremdstoffe mit *bekannter* biologischer Aktivität. Zu dieser Kategorie gehören auch Alkohol, die aktiven Bestandteile von Zigaretten und Drogen wie Heroin oder Kokain, die aufgrund ihrer biologischen Wirkung konsumiert werden und toxische Eigenschaften besitzen.

Auch Medikamente, die in der Tiermedizin verwendet werden, sind hier (und im folgenden Abschnitt) zu berücksichtigen, da der Mensch über den Konsum von Fleisch oder anderen Lebensmitteln tierischer Herkunft mit solchen Arzneistoffen in Berührung kommen kann.

Lebensmittelzusatzstoffe

Lebensmittelzusatzstoffe bilden die zweite Kategorie der Fremdstoffe, die man sich direkt zuführt. Sie besitzen jedoch normalerweise eine geringe biologische Aktivität. Heutzutage werden viele verschiedene Zusätze in Lebensmitteln eingesetzt, um deren Farbe oder Geschmack zu verbessern, sie haltbar zu machen oder auf andere Weise ihre Eigenschaften zu verändern. Daneben gibt es in der Nahrung viele potentiell toxische Substanzen, die als natürlich vorkommende Verunreinigungen anzusehen sind. Sie können durch den Kochvorgang entstehen oder das Resultat einer anderen Verunreinigung sein. Entsprechende Beispiele werden in Kapitel 6 besprochen. In der Tiermedizin eingesetzte Medikamente und ihre Abbauprodukte können, wie oben angedeutet, ebenfalls in Nahrungsmitteln enthalten sein. Die meisten dieser Substanzen – ob natürlicher oder synthetischer Herkunft – treten in der Nahrung üblicherweise nur in sehr kleinen Mengen auf, allerdings weiß man von den wenigsten etwas über ihre Langzeitwirkung. In vielen Fällen werden sie – vielleicht ein Leben lang – täglich aufgenommen, und die Zahl der Menschen, die ihnen ausgesetzt sind, ist sehr groß. Zuverlässige Daten gibt es zwar erst in sehr spärlichem Maße, doch scheint klar zu sein, daß zumindest manche Zusatzstoffe unerwünschte Nebenwirkungen mit sich bringen. Da die Öffentlichkeit sich dessen mehr und mehr bewußt wird, haben sich Zubereitung und Herstellung von Lebensmitteln verändert, so daß in den Regalen der Supermärkte inzwischen auch Nahrungsmittel zu finden sind, die frei von Zusatzstoffen sind.

Industriechemikalien

Industriechemikalien können einerseits zur Umweltverschmutzung beitragen, andererseits aber auch am Arbeitsplatz – sei es bei ihrer Entwicklung, Herstellung oder Verwendung – eine direkte Gefahr bedeuten. Es gibt eine Vielzahl unterschiedlicher Stoffklassen, und viele verschiedene Industriezweige verwenden gefährliche Chemikalien oder stellen diese her. Im weitesten Sinne gehören zur Belastung durch die Industrie auch die Lösungsmittel, mit denen man über Fotokopierer oder Korrekturflüssigkeit in Berührung kommt. Obwohl die Belastung normalerweise gesetzlich reguliert wird – oft geschieht dies durch die Festlegung von Grenzwerten –, können sich die tatsächlich auftretenden Belastungen doch langfristig als gefährlich erweisen, und kann eine unfallbedingte akute Exposition jederzeit auftreten. Die langen Entstehungszeiten von Krankheiten wie Krebs machen es schwierig, mögliche Ursachen einzugrenzen, bevor nicht eine größere Zahl von Arbeitskräften erkrankt ist; erst dann kann man eine Krankheit mit einer toxischen Substanz in Zusammenhang bringen.

Umweltschadstoffe

Zu den Hauptursachen der Umweltverschmutzung zählen industrielle Prozesse und Substanzen, die absichtlich ausgebracht werden, wie etwa Pestizide. Die am leichtesten sichtbare – wenngleich wohl nicht bedeutsamste – Umweltverschmutzung ist Rauch, der aus Kraftwerken und Fabriken aufsteigt. Einzelne Betriebe produzieren und emittieren mitunter viel gefährlichere Substanzen in kleineren Mengen, was allerdings zumeist kontrolliert geschieht. Umweltgifte belasten Luft, Flüsse, Meer und Land. Autoabgase mit ihren bekannten toxischen Bestandteilen bilden eine weitere Hauptquelle der Umweltverschmutzung.

Pflanzenschutzmittel werden absichtlich auf Getreidefelder oder Äkker gesprüht; sie können entweder über die Ernte selbst oder als Verunreinigungen in Luft und Trinkwasser zu einer Belastung werden. Das Hauptproblem der Pestizide besteht in ihrer Persistenz, das heißt ihrer Beständigkeit, in der Umwelt und in ihrer Anreicherung in der Nahrungskette.

Natürliche Gifte

Viele Pflanzen und Tiere bilden Gifte, um sich zu verteidigen oder um selbst Angriffe zu führen. Natürliche Gifte tierischer, pflanzlicher oder bakterieller Herkunft umfassen eine Vielzahl chemischer Verbindungen, verursachen toxische Effekte verschiedenster Art und sind häufig für Vergiftungen beim Menschen verantwortlich. Einige der stärksten Gifte, die man kennt, entstammen der Natur. Natürliche Gifte können über den Verzehr kontaminierter Nahrung, über die irrtümliche Aufnahme giftiger Pflanzen oder Tiere sowie über Stiche und Bisse wirksam werden.

Gifte im Haushalt

Zu dieser Kategorie gehören einige Substanzen, die bereits in anderen Abschnitten genannt wurden, wie Pestizide, Arznei- und Lösungsmittel. Eine Vergiftung durch solche Stoffe erfolgt zumeist akut und ist selten chronisch. Viele der im Haushalt verwendeten Reinigungsmittel sind reizend, manche sogar ätzend: Deshalb können sie bei Kontakt schwere Haut- und Augenverletzungen hervorrufen. In größeren Mengen oder in hochkonzentrierten Lösungen geschluckt, verursachen manche Haushaltsmittel wie Bleiche oder Ätznatron schwere Gewebeschäden in Speiseröhre und Magen. Einige frei verkäufliche Arzneimittel und Pestizide, die man deshalb häufig im Haushalt vorfindet, sind ebenfalls sehr giftig. Hierzu gehören zum Beispiel das Herbizid Paraquat und das Medikament Paracetamol, die schon häufig zum Tod durch Vergiftung geführt haben.

Formen der Exposition

Oft bestimmen die Eigenschaften der toxischen Substanz ihre Aufnahme. Gase und Dämpfe gelangen durch Einatmen in den Körper, während Flüssigkeiten bei Hautkontakten zu Problemen führen. Viele Industriechemikalien haben aufgrund von Langzeitbelastungen oft chronische Wirkungen, während Haushaltsgifte zumeist an akuten Vergiftungen beteiligt sind, denen eine einzige unbeabsichtigte Aufnahme vorausging.

Die verschiedenen Möglichkeiten der Exposition werden hier nur kurz dargestellt. Sie werden ausführlicher in den folgenden Kapiteln erläutert.

Beabsichtigte Aufnahme

Viele Millionen Menschen nehmen täglich Medikamente sowie Lebensmittelzusatzstoffe ein, in manchen Fällen über lange Zeiträume hinweg. Die Belastung durch solche Verbindungen, insbesondere wenn sie wiederholt oder chronisch erfolgt, kann zu unerwünschten Nebenwirkungen wie allergischen Reaktionen führen. Zahlreiche Menschen konsumieren über Jahre hinweg Alkohol und Zigaretten, was chronische Vergiftungserscheinungen mit sich bringen kann.

Exposition am Arbeitsplatz

Die berufliche Exposition mit toxischen Substanzen ist zumeist chronisch und langdauernd. Die Aufnahme erfolgt über Inhalation oder Hautkontakt. Folglich sind Lungenkrankheiten und Hautausschläge häufige Berufskrankheiten.

Zu einer akuten Exposition kann es durch einen Unfall, etwa durch eine Explosion, das Verschütten einer Flüssigkeit, ein Leck oder nicht sorgfältige Arbeitsweise kommen. Zum Beispiel kann das Reinigen eines Reaktorgefäßes, in dem Lösungsmittel enthalten waren, infolge übermäßiger Belastung zu einer akuten Vergiftung führen.

Umweltbelastung

Emissionen von Gasen oder Flüssigkeiten aus Fabriken können für kurze Zeit oder – was häufiger vorkommt – beständig die unmittelbare Umgebung und auch weiter entfernte Gebiete wie Seen, Meere oder die Atmosphäre in anderen Ländern verschmutzen. Diese Form der Belastung ist für gewöhnlich chronisch. Es gab jedoch auch schon Unfälle, welche die Bevölkerung außerhalb der jeweiligen Fabrik akut gefährdeten, wie in Bhopal und Seveso. Eine ständige Belastung durch Gase wie Schwefeldioxid, Stickoxide und Kohlenmonoxid tritt in Industriegebieten und Gegenden mit hohem Verkehrsaufkommen auf und kann akute Reizungen hervorrufen. Die chronischen toxischen Wirkungen sind jedoch weitgehend unbekannt.

Schädlingsbekämpfungsmittel, die Luft, Wasser und Nahrung kontaminieren, leisten einen wichtigen Beitrag zur Umweltbelastung. Weil sie in großem Maßstab ausgebracht werden, sind die meisten Menschen Pestiziden oder ihren Rückständen über die Nahrung oder direkt über die Luft ausgesetzt.

Vergiftungen durch Unfälle

Diese Art der Exposition ist gewöhnlich akut, selten chronisch. Arzneimittel, Pestizide, im Haushalt verwendete Produkte und natürliche Gifte spielen dabei eine Rolle; am häufigsten sind Kinder und ältere Menschen betroffen. Die irrtümliche Einnahme von giftigen Pflanzen, Reinigungsmitteln oder Arzneimitteln gehört ebenso in diese Kategorie wie die unbeabsichtigte Einnahme einer Arzneimittelüberdosis. Solche Vergiftungen ereignen sich auch, wenn Rauch oder Abgase von Feuer und Öfen eingeatmet werden.

Vorsätzliche Vergiftung

Glücklicherweise sind Giftmorde relativ selten geworden; Selbstmorde mit Hilfe von Gift sind jedoch leider nur allzu verbreitet. Hierfür werden häufig Arzneimittel verwendet, aber auch Haushaltsprodukte dienen hin und wieder diesem Zweck; sie werden in diesen Fällen meistens geschluckt.

Die Dosis-Wirkungs-Beziehung

> Alle Substanzen sind Gifte; es gibt keine, die kein Gift wäre.
> Allein die richtige Dosis unterscheidet das Gift vom Heilmittel.
> *(Paracelsus, 1493–1541).*

Paracelsus erkannte vermutlich als erster, daß die Toxizität ein relatives Phänomen ist und es nicht nur auf die toxischen Eigenschaften, sondern auf die Menge der verabreichten Substanzen ankommt. Diese Beziehung zwischen der Dosis einer Substanz und der Wirkung, die sie erzielt, ist ein grundlegendes Prinzip in der Toxikologie. Zunächst jedoch wollen wir die Wirkung betrachten. Der Tod als toxischer Effekt läßt sich am einfachsten feststellen, allerdings ist er ein ziemlich grobes Beurteilungskriterium. Eine pathologische Veränderung, etwa eine Nekrose (lokaler Gewebetod) von Leberzellen, zeigt ebenfalls eine toxische Wirkung an. Exakter meßbare Effekte sind biochemische, pharmakologische oder chemische Veränderungen.

Wir können zwischen sogenannten „Alles-oder-nichts"-Wirkungen wie dem Tod und abgestuften Effekten wie der Hemmung eines Enzyms oder der Schwere einer pathologischen Schädigung unterscheiden. Sowohl „Alles-oder-nichts"-Wirkungen als auch abgestufte Effekte können eine typische Dosis-Wirkungs-Beziehung aufweisen. In beiden Fällen wird es eine Dosis ohne meßbaren Effekt und eine höhere Dosis mit einer maximalen Wirkung geben. Sehr oft ist die Mortalität in einer Toxizitätsstudie, unabhängig davon, ob sie am lebenden Tier oder an isolierten Zellen durchgeführt wird, der erste Parameter für die Toxizität. Dabei erhält man jedoch – wenn überhaupt – nur wenig Aufschluß über den eigentlichen toxischen Mechanismus. Doch ist es in der Praxis häufig wichtig, die Dosierungsgrenzen zu kennen. Die letale Dosis muß nicht immer bekannt sein. Man muß wissen, ob es schon bei einmaliger oder erst bei mehrfacher Verabreichung einer Dosis, wie sie voraussichtlich von Mensch oder Tier aufgenommen wird, zu toxischen Effekten kommt. Es gestaltet sich in manchen Fällen extrem schwierig oder sogar unmöglich, diejenige Dosis festzustellen, der Menschen vermutlich ausgesetzt sein werden. Ähnlich schwierig kann es sein, anhand der verfügbaren Daten Vorhersagen über wahrscheinliche Wirkungen beim Menschen zu treffen (Kapitel 11).

Um bei den „Alles-oder-nichts"-Wirkungen (wie dem Tod) die Dosis-Wirkungs-Beziehung zu bestimmen und darzustellen, ermittelt man normalerweise den Prozentsatz an Tieren oder Zellen, der bei einer bestimmten Dosierung oder Konzentration diese Wirkung zeigt. Dieser Prozentsatz wird dann gegen die Dosis oder Konzentration aufgetragen, wobei man eine typische sigmoide Kurve erhält (Abbildung 1.3). Führt man eine Probit-Analyse durch, kann man die Daten als Gerade darstellen (Abbildung 1.4 und 1.5).

Liegt eine abgestufte Wirkung vor, so zeigen die gegen die Dosis oder die Konzentration aufgetragenen Meßwerte eine ähnliche Kurve wie Abbildung 1.3.

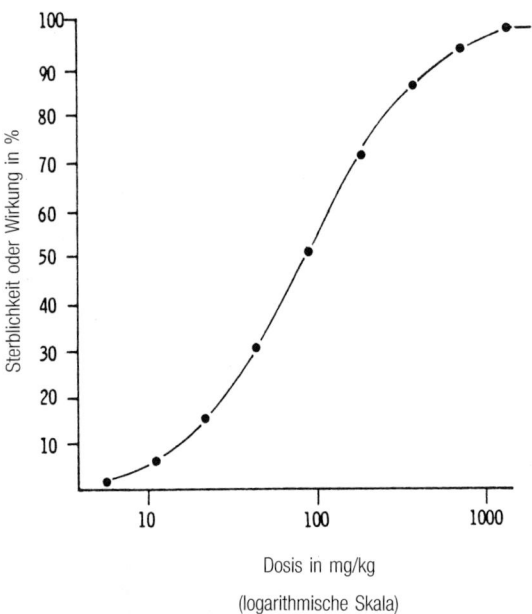

1.3 Eine typische Dosis-Wirkungs-Kurve. Die prozentuale Wirkung in einem Organismus oder System beziehungsweise die prozentuale Todesrate von Organismen in einer der Substanz ausgesetzten Gruppe wird gegen den Logarithmus der Dosis aufgetragen. (Aus: J. A. Timbrell, *Principles of Biochemical Toxicology*. Taylor and Francis, London 1982.)

Rezeptoren

In manchen Fällen entstehen toxische Effekte aufgrund der Wechselwirkung zwischen der Substanz und einem spezifischen molekularen Rezeptor. Dieser Rezeptor kann zum Beispiel ein Enzym sein, das durch die Interaktion gehemmt wird, oder es handelt sich um ein anderes Makromolekül; in vielen Fällen ist seine Identität jedoch unbekannt. Beispiele mit bekannten Rezeptoren sind die spezifische Reaktion von Kohlenmonoxid mit Hämoglobin (Kapitel 10) und Cyanid, das spezifisch mit dem Enzym Cytochrom a_3 der Elektronentransportkette reagiert. Diese Wechselwirkungen verursachen direkt die toxischen Effekte von Kohlenmonoxid und Cyanid. Vermutlich hängt die Wirkung von der Anzahl der Moleküle ab, die an die Rezeptoren gebunden sind. Je mehr Moleküle des Rezeptors also mit der toxischen Substanz beladen sind, desto größer ist der toxische Effekt. Es wird demnach eine Konzentration des Giftstoffes geben, bei der alle Rezeptormoleküle besetzt sind und sich die toxischen Effekte nicht weiter verstärken. Dieser Zusammenhang zeigt sich in der klassischen Dosis-Wirkungs-

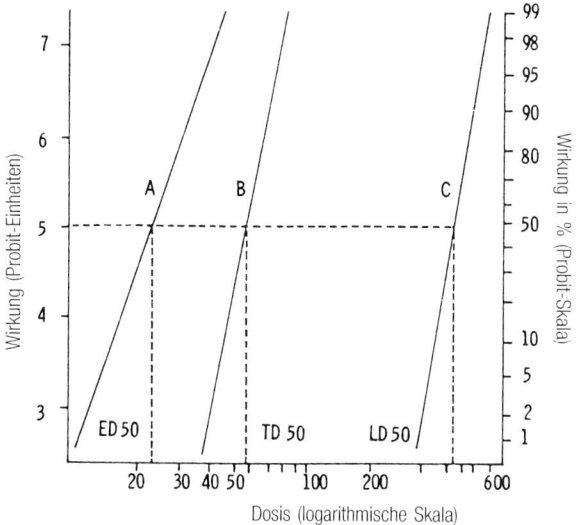

1.4 Vergleich von Dosis-Wirkungs-Kurven in bezug auf Effektivität (A), Toxizität (B) und Tödlichkeit (C). Die effektive, toxische oder tödliche Dosis für 50 % der Tiere der Gruppe (ED_{50}, TD_{50} oder LD_{50}) kann aus der Kurve abgeleitet werden. Die Beziehung zwischen dem ED_{50}- und TD_{50}-Wert bestimmt den Sicherheitsbereich der Verbindung. Probits sind Einheiten der Standardabweichung, wobei Probit 5 die Mitte bildet. (Aus: J. A. Timbrell, *Principles of Biochemical Toxicology*. Taylor and Francis, London 1982.)

Kurve (Abbildung 1.3). Eine ausführliche Erörterung dieses Themas würde den Rahmen dieses Buches sprengen, für weitere Informationen sei auf die angegebene Literatur verwiesen.

Die Interpretation der Dosis-Wirkungs-Beziehung beruht also auf folgenden Annahmen:

1. Die Wirkung ist proportional zur Konzentration am Zielort;
2. die Konzentration am Zielort hängt mit der Dosis des Stoffes zusammen;
3. die Wirkung wird von der verabreichten Substanz verursacht.

Ist der Zielort ein Rezeptor, wird die Dosis-Wirkungs-Beziehung ähnlich wie bei pharmakologischen Effekten ausfallen. Damit eine Wirkung auftritt, muß also der Rezeptor mit der toxischen Substanz besetzt sein. Zudem gibt es einen Punkt, an dem alle Rezeptoren besetzt sind; dort erfolgt die maximale Wirkung.

Im Gegensatz zur Pharmakologie hat die Untersuchung von Rezeptoren in der Toxikologie noch keinen festen Platz eingenommen. Man kennt nur wenige Beispiele für spezifische Rezeptoren, die toxische

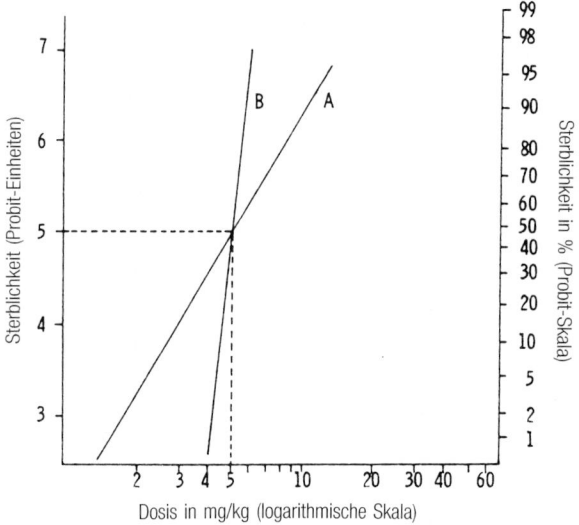

1.5 Vergleich der Toxizität zweier Verbindungen A und B. Obwohl beide den gleichen LD_{50}-Wert besitzen, ist Verbindung A wirksamer als Verbindung B. (Aus: J. A. Timbrell, *Principles of Biochemical Toxicology*. Taylor and Francis, London 1982.)

Effekte direkt vermitteln. Außer den beiden oben genannten Fällen, die leicht zu verstehen sind, gibt es noch einige vergleichbare Beispiele von Enzymhemmung. Manche toxischen Effekte jedoch – etwa die durch Paracetamol hervorgerufene Leberzellnekrose – folgen nicht dem klassischen Muster einer Gift-Rezeptor-Wechselwirkung, obwohl eine Dosis-Wirkungs-Beziehung nachgewiesen werden kann. Selbst dann, wenn eine toxische Reaktion schon nach Exposition mit einer bestimmten Stoffdosis zu beobachten ist, untersucht man üblicherweise auch die Reaktionen auf verschiedene Konzentrationen der fraglichen Substanz sowie den Zusammenhang zwischen Dosis und Ausmaß der Reaktion.

Die Form der Dosis-Wirkungs-Kurve hängt von der Art des gemessenen toxischen Effekts und dem zugrundeliegenden Mechanismus ab. Reagiert zum Beispiel Cyanid mit Cytochrom a_3, dann bindet es irreversibel und unterbindet die Elektronentransportkette in den Mitochondrien. Weil die Elektronentransportkette für die Zelle lebenswichtig ist, verläuft die Dosis-Wirkungs-Kurve hinsichtlich der Letalität (Sterblichkeit) durch Cyanid sehr steil. Je präziser die durchgeführten Messungen sind und je größer die Anzahl der Meßpunkte, um so genauer werden auch die Kurve und die von ihr abgeleiteten Parameter sein.

Sobald eine Dosis-Wirkungs-Beziehung erstellt ist, kann man verschiedene Parameter von ihr ableiten. Wurde die Letalität als Kriterium gewählt, läßt sich die LD_{50} (LD steht für „letale Dosis") bestimmen (Abbildung 1.4), das ist jene Dosis einer Substanz, die bei akuter, einmaliger Exposition 50 Prozent der Tiere einer bestimmten Gruppe tötet. Sie ist kein exakter Wert. So gab es in den letzten Jahren viele Diskussionen, wie nützlich und notwendig sie für die Toxikologie ist (Kapitel 11). Der LD_{50}-Wert für eine Substanz kann bei verschiedenen Gruppen derselben Tierart variieren. Der Wert kann nur als Vergleichswert dienen, der dem Toxikologen einen Anhaltspunkt gibt, wie giftig eine Substanz im Verhältnis zu einer anderen ist (Tabelle 1.1, Abbildung 1.5) oder wie sich die Toxizität bei verschiedenen Darreichungsformen (Tabelle 1.2) und bei verschiedenen Spezies (Tabelle 1.3) ändert. Der LD_{50}-Wert wird auch häufig zu Klassifizierungszwecken, zum Beispiel für Warnhinweise, herangezogen. Kürzlich hat die British Toxicology

Tabelle 1.1: Annähernde LD_{50}-Werte für verschiedene chemische Substanzen

Verbindung	LD_{50} (mg/kg)
Ethanol	10 000
DDT	100
Nikotin	1
Tetrodotoxin	0,1
Dioxin	0,001
Botulinustoxin	0,00001

Quelle: Loomis, T.A. (1974), *Essentials of Toxicology*, 2. Auflage, Philadelphia, Lea & Febiger.

Tabelle 1.2: Auswirkungen der Darreichungsform auf die Toxizität verschiedener Substanzen

Darreichungsform	Pentobarbital[1] LD_{50}[3]	Isoniazid[1] LD_{50}[3]	Procain[1] LD_{50}[3]	DFP[2] LD_{50}[3]
oral	280	142	500	4,0
subkutan	130	160	800	1,0
intramuskulär	124	140	630	0,9
intraperitoneal	130	132	230	1,0
intravenös	80	153	45	0,3

[1] Toxizität bei der Maus
[2] Diisopropylfluorphosphat; Toxizität beim Kaninchen
[3] in mg/kg
Quelle: Loomis, T.A. (1974), *Essentials of Toxicology*, 2. Auflage, Philadelphia: Lea & Febiger.

Tabelle 1.3: Unterschiede der Toxizität von Ipomeanol in verschiedenen Spezies

	LD_{50} mg/kg*	Ort der Zellschädigung		
		Leber	Niere	Lunge
Kaninchen (Weiße Neuseeländer)	40	−	−	+
Maus (Stamm A/J)	20	−	+	+
Ratte (Stamm Fisher)	12	−	−	+
Hamster (Syrischer Goldhamster)	140	+	−	+
Meerschweinchen (Hartley)	30	−	−	+

* Das Ipomeanol wurde allen Spezies in 25prozentigem wässrigem Propylenglykol intraperitoneal verabreicht.
Quelle: Dutcher, J. S. und Boyd, M. R., *Biochem. Pharmacol.* 28 (1979) 3367.

Society vorgeschlagen, die relative Schädlichkeit einer Substanz mit einem einfachen Test zu messen, bei dem wenige Tiere unterschiedliche Dosen erhalten und ihre Reaktionen aufgezeichnet werden. Die Chemikalie kann dann als äußerst toxisch, toxisch oder weniger toxisch eingestuft werden, ohne daß ein LD_{50}-Test durchgeführt werden müßte (Kapitel 11).

Der ED_{50}- (die effektive oder wirksame Dosis für 50 Prozent der Tiere) und der TD_{50}-Wert (die toxische Dosis für 50 Prozent der Tiere) sind analog dem LD_{50}-Wert definiert (Abbildung 1.4). Sie lassen sich Dosis-Wirkungs-Kurven entnehmen, bei denen anstelle der Letalität die pharmakologische oder toxische Wirkung gegen die Dosis aufgetragen ist. Die Reaktion kann entweder als Größe der reagierenden Versuchstiergruppe (quantal) oder als tatsächlicher Effekt gemessen werden, beispielsweise als Blockade eines Rezeptors oder als Grad der pathologischen Schädigung.

Das Verhältnis des LD_{50}- oder TD_{50}-Wertes zum ED_{50}-Wert gibt an, wie sicher eine Substanz eingesetzt werden kann. Dieses Verhältnis bezeichnet man als therapeutischen Index:

$$\frac{LD_{50}}{ED_{50}} \text{ oder } \frac{TD_{50}}{ED_{50}}$$

Je größer die Zahl, um so sicherer ist die Substanz für den praktischen Gebrauch.

Vergleicht man die entsprechenden Dosis-Wirkungs-Kurven einer Substanz, erhält man unmittelbar die gleiche Information (Abbildung 1.4). Der Vergleich von Kurven verschiedener Substanzen zeigt, welche gefährlicher ist (Abbildung 1.5).

Die Schwellendosis und die Dosis, bei der keine negative Wirkung beobachtet wird (*No Observed Adverse Effect Level*, NOEL)

Für manche Substanzen und toxischen Effekte gibt es eine Dosis, unterhalb derer keine Wirkung und keine Reaktion meßbar ist: die Schwellendosis. Ganz eindeutig läßt sich das an quantalen Reaktionen wie der Letalität, der An- oder Abwesenheit von pathologischen Schädigungen oder teratogenen Effekten zeigen. Es gibt also eine Dosis, bei der kein Individuum einer Population reagiert (Abbildung 1.6). Alternativ kann man dieses Konzept auch auf eine variable Reaktion wie die Enzymhemmung anwenden, wenn sie mit der Konzentration der betreffenden Substanz zunimmt.

Die Vorstellung, daß es eine Schwellendosis für einen toxischen Effekt gibt, ist wichtig für die Toxikologie, denn sie impliziert, daß es einen *No Observed Effect Level* (NOEL) geben muß. Für die meisten toxischen Effekte erachtet man einen NOEL für korrekt. Umstritten ist er jedoch für die chemische Kanzerogenese, die über einen gentoxischen Mechanismus abläuft. Bei solchen Kanzerogenen scheint die extrapolierte Dosis-Wirkungs-Kurve die x-Achse eher in ihrem Ursprung als an einem bestimmten Dosiswert zu schneiden (Abbildung 1.6). Damit rufen alle verabreichten Dosen eine Reaktion hervor; in den Nachweisgrenzen der verfügbaren analytischen Techniken kann keine sichere Konzentration benannt werden.

Der NOEL ist wichtig, um Expositionsgrenzen festzulegen. Die annehmbare tägliche Aufnahme (*Acceptable Daily Intake*, ADI) basiert beispielsweise auf dem NOEL. Mit diesem Wert bestimmt man, welche Mengen von Lebensmittelzusatzstoffen und von Stoffen wie Pestiziden

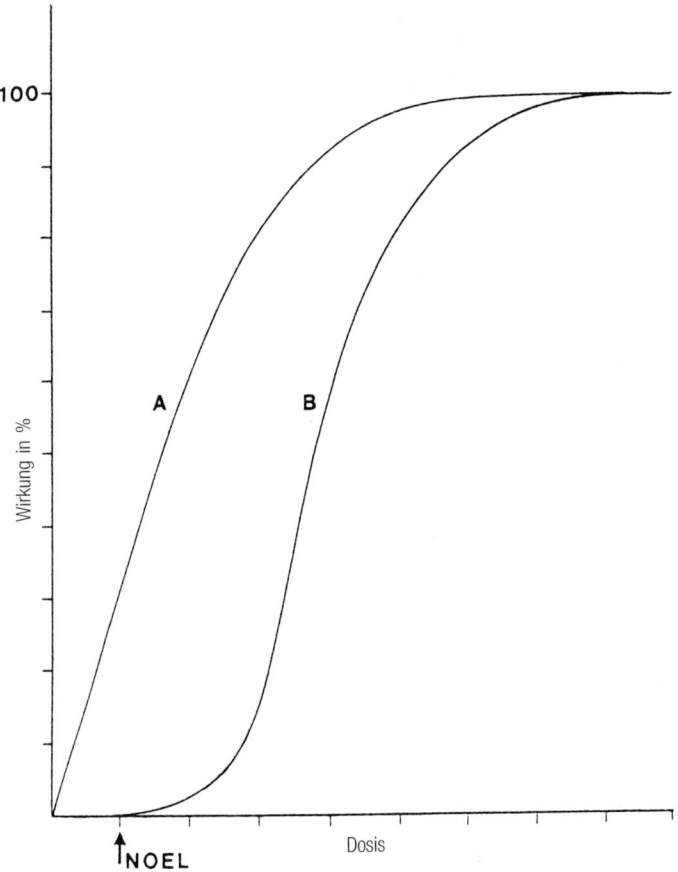

1.6 Vergleich der Dosis-Wirkungs-Beziehungen zweier Verbindungen A und B. Für Verbindung A besteht bei allen Dosen eine Reaktion, ohne daß es eine Schwellendosis gibt. Für Verbindung B gibt es eine (Schwellen-)Dosis, unterhalb der keine negative Wirkung beobachtet wird (*no observed adverse effect level*, NOEL).

und Rückständen tierärztlicher Medikamente gefahrlos aufgenommen werden können, und setzt somit sichere Grenzwerte für die Nahrung fest. Der ADI-Wert (in Milligramm pro Kilogramm und Tag) wird mit Hilfe eines geeigneten Sicherheitsfaktors berechnet, der bis zu 1000, normalerweise jedoch 100 beträgt:

$$ADI = \frac{NOEL}{100}$$

In ähnlicher Weise kann man vom NOEL ausgehen, um Expositionsgrenzen in der Arbeitswelt festzulegen.

Dies verdeutlicht noch einmal, daß die Dosis-Wirkungs-Beziehung ein grundlegendes Konzept der Toxikologie darstellt.

Literatur

Albert, A. (1979) *Selective Toxicity* (London: Chapman & Hall).

Albert, A. (1987) *Xenobiosis* (London: Chapman & Hall).

Carson, R. (1990) *Der stumme Frühling* (München: Beck).

Deichman, W. B.; Henschler, D.; Holmstedt, B.; Keil, G. (1986) What is there that is not poison: a study of the Third Defense by Paracelsus. *Arch. Toxicol.* 58: 207–213.

Efron, E. (1984) *The Apocalyptics, Cancer and the Big Lie* (New York: Simon & Schuster).

Hayes, W. W. (Hrsg.) (1982) *Principles and Methods of Toxicology* (New York: Raven Press).

Hodgson, E.; Levi, P. E. (1987) *A Textbook of Modern Toxicology* (Barking: Elsevier).

Klaassen, C. D.; Amdur, M. O.; Doull, J. (Hrsg.) (1991) *Cassarett and Doull's Toxicology*. 5. Aufl. (New York: Macmillan).

Lu, F. C. (1985) *Basic Toxicology* (Washington, DC: Hemisphere).

Maimonides, M. *Über die Gifte.* Frankfurt: Alibaba 1991.

McClellan, R. O. (Hrsg.) (1971) *Critical Reviews in Toxicology* (Boca Raton, Fla.: CRC Press).

Thompson, C. J. S. (1931) *Poisons and Poisoners* (London: H. Shaylor).

World Health Organization (1978) *Principles and Methods for Evaluating the Toxicity of Chemicals. Part 1.* Environmental Health Criteria 6 (Genf: WHO).

2. Das Schicksal toxischer Substanzen im Organismus

Das Schicksal einer toxischen Substanz in einem biologischen System verläuft in vier Phasen: Resorption (Aufnahme), Verteilung, Metabolisierung und Exkretion (Ausscheidung). Diese vier Phasen beeinflussen sich wechselseitig:

$$\text{Resorption} \rightarrow \text{Verteilung} \leftrightarrow \text{Metabolismus}$$
$$\searrow \qquad \swarrow$$
$$\text{Exkretion}$$

In den folgenden Abschnitten werden wir diese Phasen genauer betrachten.

Die Resorption toxischer Substanzen

Bevor eine Substanz einen toxischen Effekt verursachen kann, muß sie mit einem biologischen System in Kontakt treten. Die Art, die Geschwindigkeit und der Ort der Resorption können großen Einfluß auf die tatsächliche Toxizität einer Substanz haben. Für den ersten Kontakt zwischen einer toxischen Substanz und einem biologischen System gibt es mehrere mögliche Orte. Aber gleichgültig, an welchem Ort eine

Resorption stattfindet, bezieht sie stets die Passage durch Zellmembranen mit ein. Aus diesem Grund ist es wichtig, zunächst Struktur und Eigenschaften biologischer Membranen zu diskutieren, um anschließend verstehen zu können, wie Substanzen sie passieren.

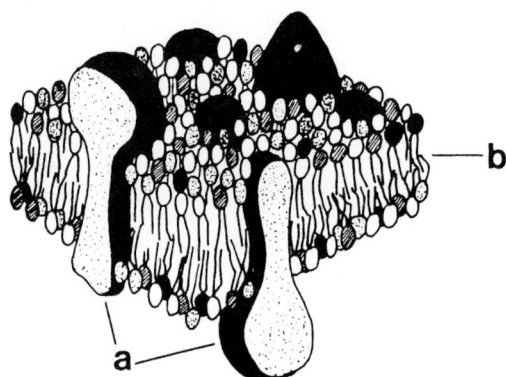

2.1 Die dreidimensionale Struktur der Tierzellenmembran. Proteine (a) sind in die aus Phospholipiden bestehende Doppelschicht eingelagert (b).

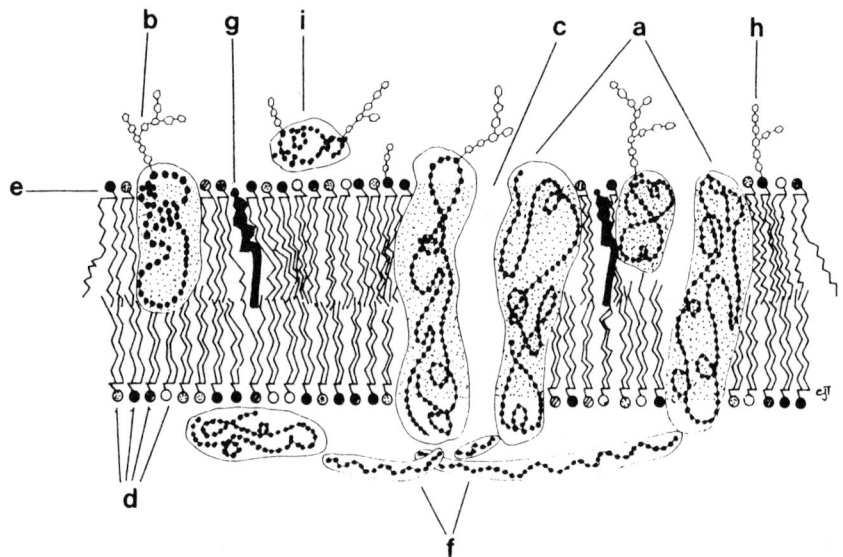

2.2 Die molekulare Zusammensetzung der Zellmembran. Integrale Proteine (a); Glycoprotein (b); von integralem Protein geformte Pore (c); verschiedene Phospholipide mit gesättigten Fettsäureketten (d); Phospholipid mit ungesättigten Fettsäureketten (e); Netzwerkproteine (f); Cholesterin (g); Glycolipid (h); peripheres Protein (i). Es gibt vier Phospholipide mit jeweils unterschiedlichen hydrophilen „Köpfen": Phosphatidylserin, Phosphatidylcholin, Phosphatidylethanolamin und Sphingomyelin. Gepunktete Teile der Proteine zeigen hydrophobe Bereiche an.

Membranen bestehen hauptsächlich aus Phospholipiden und Proteinen. Die Lipide bilden eine Doppelschicht, in die Proteine eingelagert sind (Abbildung 2.1). Die einzelnen Proteine und Phospholipide in den Membranen unterscheiden sich je nach dem Zelltyp, zu dem die Membran gehört. Die Proteine können Strukturproteine sein oder eine spezifische Funktion haben, zum Beispiel können sie als Carrier (Träger) für den Transport durch die Membran dienen. Phospholipide können verschiedene polare Kopfgruppen tragen (Abbildung 2.2), und ihre Fettsäureketten können gesättigt und ungesättigt sein. Der Grad der Sättigung beeinflußt die Geschmeidigkeit der Membran. Cholesterinester und bestimmte Kohlenhydrate finden sich in manchen Membranen.

Die Struktur biologischer Membranen bestimmt ihre Funktion und ihre Charakteristika. Die wichtigste Eigenschaft aus toxikologischer Sicht besteht in ihrer selektiven Permeabilität. Nur bestimmte Substanzen können sie passieren, wobei folgende physikochemische Eigenschaften eine Rolle spielen:

– Größe
– Fettlöslichkeit
– Ähnlichkeit mit endogenen Molekülen
– Polarität und elektrische Ladung.

Die Wege, auf denen Fremdstoffe biologische Membranen passieren können, sind folgende:

– Filtration durch die Poren
– Passive Diffusion durch die Phospholipide der Membran
– Aktiver Transport
– Erleichterte Diffusion
– Phago- und Pinocytose

1. *Filtration.* Kleine Moleküle können Poren in der Membran passieren, die durch Proteine gebildet werden. Diese Bewegung tritt entlang eines Konzentrationsgradienten auf. Dieser Transportweg steht auch Substanzen wie Ethanol und Harnstoff offen.

2. Die *passive Diffusion* ist vermutlich der wichtigste Mechanismus für die Resorption fremder und toxischer Substanzen. Damit eine passive Diffusion auftreten kann, müssen mehrere Bedingungen erfüllt sein: a) Es muß einen Konzentrationsgradienten über die Membran hinweg geben; b) das fremde Molekül muß fettlöslich sein; c) die Sub-

stanz darf nicht ionisiert sein. Diese Voraussetzungen berücksichtigt das Nernst-Verteilungsgesetz: Nur ungeladene fettlösliche Substanzen können durch passive Diffusion entlang eines Konzentrationsgradienten Membranen durchdringen. Darüber hinaus beeinflussen weitere Faktoren die Geschwindigkeit, mit der Fremdsubstanzen passiv diffundieren. Das Ficksche Gesetz beschreibt diese Diffusionsgeschwindigkeit:

$$\text{Diffusionsgeschwindigkeit} = KA\,(C_2 - C_1),$$

wobei A für die Oberfläche, C_2 für die Außen- und C_1 für die Innenkonzentration steht; K ist eine Konstante.

Diese Beziehung gilt für ein System bei konstanter Temperatur und für die Diffusion über eine Einheitslänge. Der Konzentrationsgradient wird durch $(C_2 - C_1)$ dargestellt. Weil die Diffusionsrate proportional zur Konzentration ist, nennt man die passive Diffusion einen Prozeß erster Ordnung.

Normalerweise verhalten sich biologische Systeme bei der Resorption dynamisch: Die Konzentration nimmt innerhalb der Membran in dem Maße ab, wie die Fremdsubstanz durch den Blutstrom und eine mögliche Ionisierung entfernt wird (Abbildung 2.3); folglich besteht immer ein Konzentrationsgradient zur Innenseite der Membran hin. So wie der Konzentrationsgradient beeinflussen auch die Fettlöslichkeit, die Ionisierung und der pH-Wert der jeweiligen Gewebsflüssigkeit die

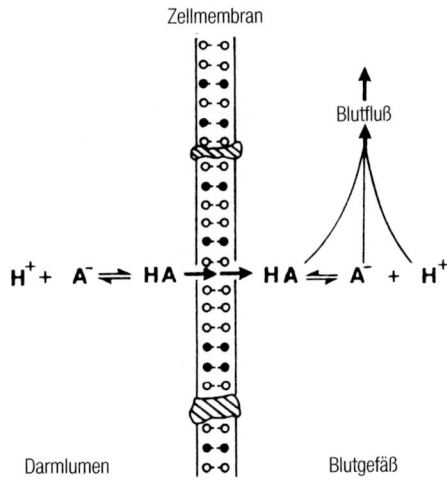

2.3 Die Rolle von Blutzirkulation und Ionisierung bei der Resorption von Fremdstoffen. Sowohl die Blutzirkulation als auch die Ionisierung bilden einen Gradienten entlang der Membran.

passive Diffusion. Fettlösliche Substanzen können biologische Membranen passieren, indem sie sich im Phospholipid lösen und sich entlang des Konzentrationsgradienten bewegen. Ionisierbare Substanzen können dies nur dann, wenn sie ungeladen sind. Den Ionisierungsgrad gibt die Henderson-Hasselbalch-Gleichung an:

$$pH = pK_a + Log \frac{[A^-]}{[HA]}$$

wobei pK_a für die Dissoziationskonstante der Säure HA steht. Die Ionisierung einer Säure und einer Base zeigt Abbildung 2.4. Die Rolle der Ionisierung wird im Zusammenhang mit dem Magen-Darm-Trakt ausführlicher diskutiert.

2.4 Die Ionisierung einer Säure und einer Base in Magen und Darm. (Aus: J. A. Timbrell, *Principles of Biochemical Toxicology.* Taylor and Francis, London 1982.)

3. Der *aktive Transport* durch die Membranen zeichnet sich durch folgende Eigenschaften aus: a) Es ist ein spezifisches Carrierprotein erforderlich; b) um den aktiven Transport in Gang zu halten, ist Energie aus dem Stoffwechsel erforderlich; c) der Prozeß kann durch Stoffwechselgifte inhibiert werden; d) der Prozeß kann bei hohen Substratkonzentrationen in eine Sättigung kommen und ist so eher nullter als erster Ordnung.

Diese Art des Membrantransports ist normalerweise spezifisch für endogene Stoffe und Nährstoffe, aber auch analoge und ähnlich aufgebaute Moleküle oder Ionen können dieses Transportsystem nutzen. So erfolgt die Resorption des Medikaments Fluoruracil – eines Analogs des Uracils – und von Bleiionen aus dem Darm über spezifische Transportsysteme.

4. Die *erleichterte Diffusion* zeigt folgende besondere Eigenschaften: a) In der Membran muß ein spezifisches Carriersystem vorhanden sein; b) es muß einen Konzentrationsgradienten über die Membran hinweg geben; c) der Prozeß kann durch hohe Substratkonzentrationen in einen Sättigungsbereich kommen.

Im Gegensatz zum aktiven Transport muß hierbei keine Energie aufgebracht werden. Dieser Typ von Transportsystem kommt normalerweise ebenfalls bei endogenen Substanzen und gewöhnlichen Nährstoffen zum Einsatz, kann jedoch auch Fremdsubstanzen transportieren, die in ihrer Struktur endogenen Substanzen ähnlich sind. Beim Transport von Glucose aus den Darmzellen in den Blutstrom findet dieses Transportsystem Anwendung.

5. Bei der *Phago-* und der *Pinocytose* stülpt sich die Membran nach innen, um ein Partikel oder einen Tropfen zu umschließen. Nach diesem Mechanismus gelangen Partikel unlöslicher Stoffe wie Urandioxid oder Asbest in die Lunge.

Resorptionsorte

Es gibt drei Hauptorte für die Resorption von Fremdstoffen: die Haut, die Lunge und den Magen-Darm-Trakt. Der Magen-Darm-Trakt stellt für die Toxikologie den wichtigsten Resorptionsort dar, weil die meisten Fremdstoffe oral in den Körper aufgenommen werden. Die Lungen sind für alle in der Luft vorhandenen Stoffe wichtig, während die Haut wegen ihrer Struktur nur selten als Resorptionsort in Frage kommt.

Die Haut

Die Haut ist ständig Fremdsubstanzen wie Gasen, Lösungsmitteln und Substanzen in Flüssigkeiten ausgesetzt, weshalb die Resorption über die Haut eine bedeutende Möglichkeit darstellen sollte. Allerdings erschwert ihre Struktur trotz der großen Angriffsfläche eine Resorption. Dies ist auf eine Außenschicht von toten Zellen, eine geringe Durchblutung und die Umhüllung der Epidermiszellen mit Keratin zurückzuführen (Abbildung 2.5). Obwohl die darunterliegende Dermis reich an Blutgefäßen ist, hemmt sie aufgrund ihrer Dicke von mehreren Zellschichten eine Resorption.

Eine Resorption über die Haut ist zumeist auf fettlösliche Substanzen wie Lösungsmittel beschränkt. Dennoch ist es auf diesem Weg schon zu Todesfällen gekommen, zum Beispiel durch das Insektizid Parathion.

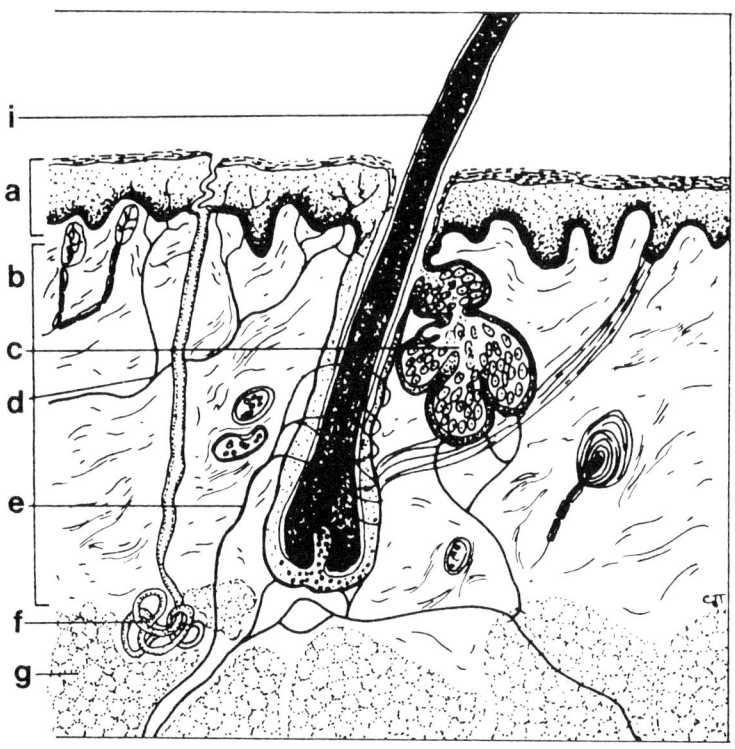

2.5 Aufbau der Säugetierhaut. Epidermis (a); Dermis (b); Talgdrüse (c); Kapillaren (d); Nervenfaser (e); Schweißdrüse (f); Fettgewebe (g); Haar (i).

Die Lunge

Die Aufnahme giftiger Substanzen über die Lunge ist toxikologisch wichtiger als über die Haut. Die Luft, die wir atmen, kann viele Fremdsubstanzen enthalten. Dies können Gase (Kohlenmonoxid), Lösungsmitteldämpfe (Methylenchlorid), Aerosole oder Partikeln (Asbest) am Arbeitsplatz sein. Auch kann die Luft in Städten oder Wohnungen schädliche Gase (Schwefeldioxid und Stickoxide), Partikeln (Glaswollfasern und Pollen) und möglicherweise Lösungsmitteldämpfe und Aerosole aus dem Hausgebrauch enthalten.

Die Lungen haben eine sehr große Oberfläche (beim Menschen etwa 50 bis 100 Quadratmeter); sie besitzen eine ausgezeichnete Blutversorgung, und zwischen der Luft in den Lungenbläschen (Alveolen) und dem Blutstrom liegt eine Schicht, die im Extremfall gerade noch zwei Zellmembranen dick ist (Abbildung 2.6). Die Resorption über die Lunge erfolgt deshalb rasch und effizient. Das schnell fließende Blut

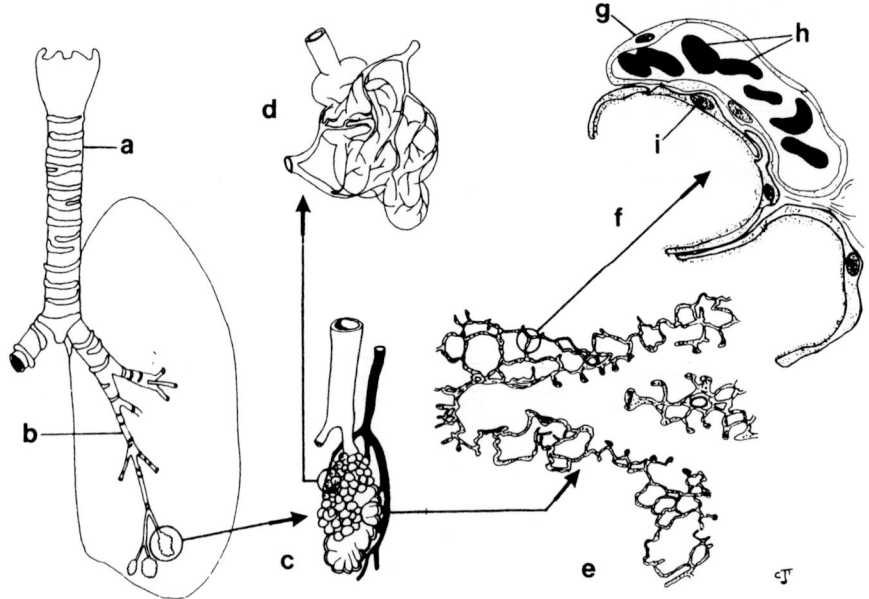

2.6 Aufbau der Atemwege der Säugetiere. Luftröhre (a); Bronchiole (b); Alveolenbläschen mit Blutversorgung (c); Anordnung der Blutgefäße um die Alveolen (d); Anordnung von Zellen und Luftraum in den Alveolen: das große, für die Resorption verfügbare Oberflächenareal wird sichtbar (e); zelluläre Struktur der Alveole mit der engen Verbindung zur Endothelzelle des Blutgefäßes (f) zu den Erythrozyten (g) und zur Epithelzelle des Alveolenbläschens (h); die dem Lumen zugewandte Seite der Epithelzelle schwimmt in Flüssigkeit, was die Resorption und den Gasaustausch zusätzlich erleichtert (i).

entfernt die Fremdstoffe fortlaufend vom Resorptionsort. Deshalb existiert hier stets ein Konzentrationsgradient. Auch die Reaktion mit Plasmaproteinen und – besonders bei Gasen – die Auflösung im Plasma können zu diesem Gradienten beitragen. Kleine, fettlösliche Verbindungen wie Lösungsmittel resorbieren die Lungenbläschen sofort. Fremdstoffe, die über die Lunge aufgenommen werden, finden einen schnellen und effizienten Zugang in den Körper. Für die Aufnahme von Verbindungen in Lösung sowie Partikeln kommt auch die Phago- oder Pinocytose in Frage. Blei zum Beispiel wird auch in seiner festen Form aus der Luft über die Lunge resorbiert. Die Größe einer Partikel bestimmt wesentlich mit, wo sie in den Atemwegen abgelagert und ob sie resorbiert wird. So werden beispielsweise Bleipartikeln von 0,25 Mikrometer Durchmesser resorbiert, während Urandioxidpartikeln von drei Mikrometer Durchmesser und mehr nicht resorbiert werden. Interessanterweise werden kleinere Urandioxidpartikeln von den Lungen resorbiert und verursachen in der Folge Nierenschäden.

Der Magen-Darm-Trakt

Viele Fremdsubstanzen werden über die Nahrung aufgenommen, und viele Medikamente werden über den Mund zugeführt. Auch die Aufnahme verschiedener giftiger Substanzen, die versehentlich oder absichtlich eingenommen werden, erfolgt zumeist oral. Deshalb ist der Magen-Darm-Trakt ein sehr wichtiger Resorptionsort für Fremdstoffe.

Besonders der pH-Wert ändert sich über die Gesamtlänge des Magen-Darm-Traktes: Oral aufgenommene Substanzen treffen zunächst auf die Mundhöhle, in der beim Menschen normalerweise ein pH-Wert um 7 herrscht, während er bei anderen Spezies, etwa Ratten, alkalischer ist. Das nächste wichtige Organ ist der Magen mit einem pH-Wert von 2 beim Menschen und bei einigen anderen Säugetieren. Die Substanz kann für einige Zeit im Magen verweilen, was besonders dann der Fall ist, wenn sie mit der Nahrung aufgenommen wurde. Der Dünndarm, in dem der pH-Wert ungefähr 6 beträgt, ist sehr gut durchblutet und bietet aufgrund der gefalteten Struktur der Darmwand und der Zotten eine große Oberfläche (Abbildung 2.7).

Wegen des variierenden pH-Wertes im Magen-Darm-Trakt können verschiedene Substanzen – je nach ihren physikochemischen Eigenschaften – an unterschiedlichen Orten resorbiert werden. Fettlösliche, ungeladene Substanzen können an jedem Ort des Magen-Darm-Traktes resorbiert werden; ionisierbare Substanzen hingegen werden im allge-

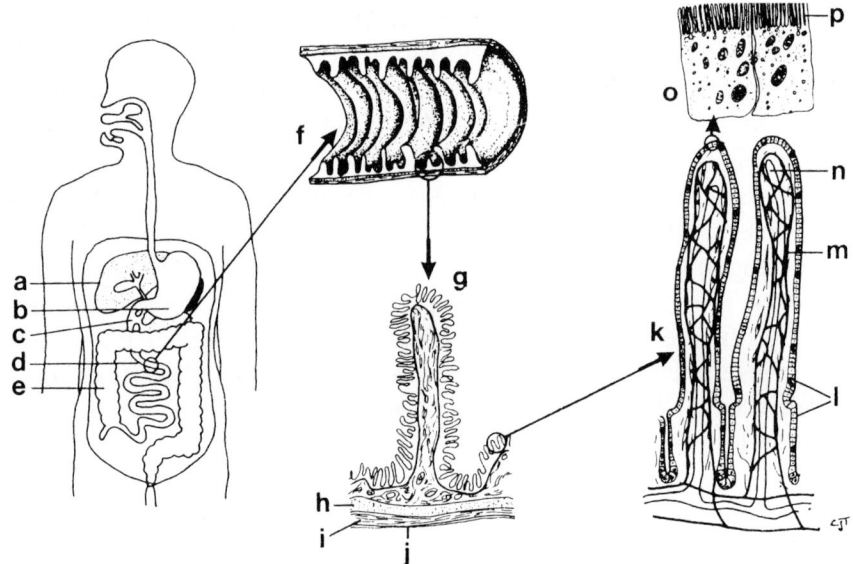

2.7 Der Magen-Darm-Trakt des Säugetiers mit den wichtigen Eigenschaften des Dünndarms, des Hauptresorptionsortes für oral aufgenommene Verbindungen. Leber (a); Magen (b); Zwölffingerdarm (c); Dünndarm (d); Dickdarm (e); Längsschnitt des Dünndarms mit der das Oberflächenareal vergrößernden Faltung (f); g: einzelne Falte mit Zotten und den ringförmig (h) sowie in Längsrichtung (i) angeordneten Muskeln, die durch eine seröse Membran (j) begrenzt werden; k: einzelne Zotten mit dem Netzwerk von Blutgefäßen (m), Lymphgefäßen (n) und Epithelzellen (l); o: einzelne Epithelzellen mit Bürstensaum oder Mikrozotten (p). Faltung, Gefäßversorgung und Mikrozotten erleichtern die Resorption von Substanzen aus den Organen.

meinen nur über passive Diffusion aufgenommen, wenn sie beim jeweiligen pH-Wert nicht ionisiert und zudem fettlöslich sind. Mit Hilfe der Henderson-Hasselbalch-Gleichung kann man errechnen, welcher Anteil von Anilin (einer schwachen Base) und Benzoesäure (einer schwachen Säure) bei dem in Magen und Darm jeweils herrschenden pH-Wert ionisiert ist. Nach Abbildung 2.4 sollten schwache Säuren im Magen und schwache Basen im Dünndarm resorbiert werden. Tatsächlich jedoch werden schwache Säuren auch im Dünndarm resorbiert. Dies hängt mit dem Blutstrom und dem pH-Wert des Blutplasmas zusammen: Obwohl die schwachen Säuren im Dünndarm hauptsächlich in der ionisierten Form vorliegen (Abbildung 2.4), werden die in geringem Anteil vorliegenden ungeladenen Moleküle, die allein ins Blut gelangen, dort sofort durch a) den Blutstrom und b) ihre Ionisation beim pH-Wert 7,4 des Blutes entfernt. Diese beiden Umstände ermöglichen schwachen Säuren bis zu einem gewissen Grad die Resorption im Dünndarm, wenn diese nicht schon vollständig im Magen geschah.

Die Gegenwart von Nahrung kann die Resorption aus dem Magen-Darm-Trakt ebenfalls beeinflussen. Sie kann die Resorption erleichtern, wenn sich die betreffende Substanz im Fett der Nahrung löst. Die Resorption kann sich jedoch auch verzögern, falls die Verbindung nur im Dünndarm resorbiert wird, denn die Nahrung verlängert die Entleerungszeit des Magens. Verabreicht man Medikamente und andere Fremdstoffe, dann kann der zur Suspendierung oder Lösung benutzte Träger einen wichtigen Einfluß auf die mögliche Toxizität ausüben, indem er die Resorptions- und Verteilungsgeschwindigkeit beeinflußt.

Wie gut der Resorptionsort mit Blut versorgt wird, kann für die tatsächliche Toxizität ausschlaggebend sein. Dieser Zusammenhang wird im nächsten Abschnitt weiter ausgeführt.

Der Resorptionsort und die Art der Exposition kann auch die weitere Umsetzung einer resorbierten Verbindung bestimmen. Das saure Milieu im Magen kann beispielsweise zur Hydrolyse einer Substanz führen oder Toxine wie Schlangengifte inaktivieren. Die Bakterien des Magen-Darm-Traktes können Fremdsubstanzen ebenso metabolisieren wie die Enzyme in der Darmwand. In der Lunge werden inerte Substanzen wie Asbestpartikel durch Phagocytose eingeschlossen, so daß sie über lange Zeit im Lungengewebe bleiben und schließlich toxisch wirken können.

Die Verteilung toxischer Substanzen

Nach der Resorption geht eine Fremdsubstanz in den Blutstrom über. Es hängt vom Resorptionsort ab, in welchen Teil des Blutgefäßsystems die Substanz gelangt. Eine Resorption über die Haut führt sie in die periphere Blutversorgung, während der pulmonale Blutkreislauf Schadstoffe aus der Luft aufnimmt, die über die Lunge resorbiert werden. Die Mehrzahl der Verbindungen tritt nach der oralen Resorption in die Pfortader ein, die die Leber mit Blut aus dem Magen-Darm-Trakt versorgt.

Befindet sich die Substanz einmal im Blutkreislauf, wird sie im Körper verteilt und durch das Blut verdünnt. Es hängt von den physikochemischen Eigenschaften der Substanz ab, in welche Gewebe sie sich verteilt. So wie bei der Resorption müssen die Fremdstoffe auch bei der

Verteilung in die jeweiligen Gewebe biologische Membranen überwinden; es gelten dabei die gleichen Prinzipien, die oben bereits ausgeführt wurden. Nur die nicht ionisierten Formen der Verbindungen treten durch passive Diffusion aus dem Blutkreislauf in die Gewebe über. Spezifische Transportsysteme wirken auf bestimmte Verbindungen, und Phago- und Pinocytose können große Moleküle, Partikeln und Lösungen großer Moleküle transportieren.

Die Konzentration der Substanz im Blutplasma in Abhängigkeit von der Zeit (Abbildung 2.8) spiegelt ihre Verteilung wieder. So liegen Verbindungen, die sich in alle Gewebe verteilen, wie zum Beispiel das fettlösliche Lösungsmittel Tetrachlorkohlenstoff, im allgemeinen in niedrigeren Konzentrationen im Plasma vor als solche Substanzen, die aufgrund des pH-Wertes des Plasmas ionisiert sind und nicht so leicht in die Gewebe übergehen. Diese Tatsache kann man mit einem Parameter quantifizieren, den man scheinbares Verteilungsvolumen (*apparent volume of distribution*) V_D nennt:

$$V_D(L) = \frac{\text{Dosis} \quad (\text{mg})}{\text{Plasmakonzentration} \quad (\text{mg/L})}$$

Es gibt noch andere Definitionen für V_D, die der interessierte Leser in weiterführenden Darstellungen nachschlagen kann.

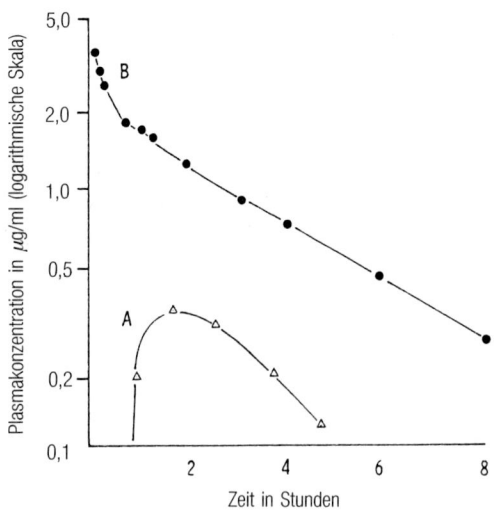

2.8 Der Verlauf der Plasmakonzentration eines Fremdstoffes nach oraler (A) und intravenöser (B) Verabreichung. (Aus: J. A. Timbrell, *Principles of Biochemical Toxicology*. Taylor and Francis, London 1982.)

V_D gibt das Volumen der Körperflüssigkeiten an, auf die eine Substanz sich scheinbar verteilt. Die Formel beschreibt die Lösung einer bekannten Menge (Dosis) einer Substanz in einem unbekannten Volumen Wasser (Körperflüssigkeit). Ist die Konzentration der Verbindung in diesem Wasservolumen bekannt (sie ist durch die Konzentration im Plasma gegeben), so kann man das Wasservolumen bestimmen.

Das Verteilungsvolumen kann einen Hinweis darauf geben, ob sich ein Fremdstoff in einem bestimmten Gewebe oder aber hauptsächlich im Plasma befindet. Verteilt sich eine Substanz nämlich vorwiegend in das Fettgewebe, so ist ihre Plasmakonzentration sehr niedrig; aus der Formel für V_D ergibt sich dann ein großes Verteilungsvolumen. Die Substanz muß aber nicht notwendigerweise gleichmäßig in den Körperflüssigkeiten verteilt sein. Sie kann auch in einem bestimmten Gewebe oder Organ hohe Konzentrationen erreichen.

Ein viel aussagekräftigerer Parameter für die Exposition eines Tieres als die Dosis ist die Plasmakonzentration – oder besser die Fläche unter der Kurve von Plasmakonzentration gegen Zeit (AUC von *area under curve*, Abbildung 2.8) –, denn die Plasmakonzentration gibt einen Anhaltspunkt für die Konzentration, die im Gewebe oder an den Rezeptoren herrscht. Die Plasmakonzentration ist deshalb ein sehr wichtiger Parameter in der Toxikologie. Die Ganzköperbelastung, die durch das Produkt $V_D \times$ Plasmakonzentration bestimmt wird, zeigt die Gesamtexposition an. Ein weiterer wichtiger Wert ist die Halbwertszeit der Verbindung ($t_{1/2}$). Dies kann die Halbwertszeit im Plasma oder im ganzen Körper sein. Sie gibt Aufschluß über die Zeitspanne, in der die Konzentration im Körper oder im Plasma auf die Hälfte des ursprünglichen Wertes absinkt. Sie kann die Giftigkeit einer Verbindung entscheidend mitbestimmen, da sich eine Substanz mit langer Halbwertszeit bei chronischer Exposition im Körper anreichern kann. Je länger eine Substanz im Körper verbleibt, desto größer wird die Wahrscheinlichkeit toxischer Effekte. Ein Indikator für die Fähigkeit des Körpers, eine Verbindung zu eliminieren, ist die Ganzkörperclearance, die wie folgt berechnet wird:

$$\frac{\text{Dosis}}{\text{AUC}}$$

(Ihre Einheit ist Milliliter pro Minute, wenn die Dosis in Milligramm angegeben ist und die Plasmakonzentration in Milligramm pro Milliliter gegen die Zeit in Minuten aufgetragen wird.)

Ein anderer Aspekt der Verteilungsphase, der wichtige toxische Auswirkungen haben kann, ist die Wechselwirkung zwischen Fremdsubstanzen und Plasmaproteinen oder diversen Makromolekülen in anderen Geweben. Viele Fremdsubstanzen binden nicht-kovalent an Plasmaproteine, wodurch sich ihre Verteilung ändert. Die Verteilung von Substanzen vom Blut in die Gewebe wird durch die Bindung an solche Proteine vermindert, da die Fremdsubstanz nun an einem großen Molekül hängt, was ihre Diffusion durch Membranen hindurch beschränkt. Diese Bindung kann auch die Ausscheidung beeinträchtigen, worauf weiter unten eingegangen wird. Fremdsubstanzen im Plasma befinden sich oft in einem Gleichgewicht zwischen gebundener und ungebundener Form. Das Ausmaß und die Stärke der Bindung ist von Substanz zu Substanz unterschiedlich. Solche Bindungen können über ionische Wechselwirkungen, Wasserstoffbrücken, hydrophobe Wechselwirkungen und van-der-Waals-Kräfte erfolgen. Fremdsubstanzen binden zumeist an Albumin, einige jedoch, die wie DDT lipophil sind, binden in hohem Maße an Plasmalipoproteine.

Die Verteilung von Fremdsubstanzen in die Gewebe, in denen sie ihre Wirkung entfalten, ist ein besonders wichtiger Aspekt ihrer Toxikologie. Barbiturate wirken beispielsweise auf das zentrale Nervensystem und müssen somit ins Gehirn gelangen, um eine pharmakologische oder – bei Überdosierung – toxische Wirkung hervorzurufen. Im Vergleich zum Übergang in andere Gewebe ist der Eintritt von Substanzen in das Gehirn durch die Blut-Hirn-Schranke erschwert. Die Gefäße, die das Gehirn versorgen, sind nämlich von Zellen umgeben, die keinen leichten Übertritt von Substanzen in das zentrale Nervensystem erlauben. Fettlösliche Verbindungen, also auch manche Barbiturate, können durch passive Diffusion in das Gehirn gelangen. Einige Barbiturate, wie zum Beispiel das Phenobarbital, sind allerdings schwache Säuren und bilden daher Ionen. Zur Behandlung von Barbituratvergiftungen läßt sich diese Ionisierung vorteilhaft nutzen: Man erhöht den Plasma-pH-Wert durch Natriumbikarbonat-Infusionen. Dies erhöht wiederum den Anteil geladener Barbituratmoleküle im Plasma, verschiebt dadurch das Gleichgewicht und zwingt ungeladene Barbituratmoleküle, aus den Geweben und dem Gehirn ins Plasma zu diffundieren. Auch vom Methylquecksilber weiß man, daß es auf das zentrale Nervensystem einwirkt und deshalb giftig ist. Es ist ein lipophiles Quecksilberderivat, das die Blut-Hirn-Schranke überwinden kann.

Lipophile Fremdsubstanzen finden sich hauptsächlich im Körperfett, und dies manchmal in solchem Ausmaß, daß ihr Plasmaspiegel kaum zu bestimmen und der V_D-Wert sehr hoch ist. So sind polybromierte Biphenyle, die früher in großem Maßstab in der Industrie verwendet wurden, sehr persistent und ausgezeichnet fettlöslich. Der Verbleib im Körperfett führt zu sehr langen Halbwertszeiten im ganzen Körper und kann dadurch toxikologische Konsequenzen haben. Das Medikament Thiopental, ein sehr gut fettlösliches Barbiturat-Anästhetikum, wirkt extrem schnell, da es sehr rasch ins Gehirn übergehen kann.

Manche toxischen Fremdsubstanzen werden chronisch aufgenommen, oder es erfolgt eine wiederholte Exposition über kürzere Zeiträume. Dies kann ihre Verteilung beeinflussen. Wenn die Dosis-Intervalle kürzer sind als die Halbwertszeit, wird sich die Verbindung im Körper anreichern (Abbildung 2.9). Die Konzentrationen im Blut und im Gewebe können dabei unter Umständen unverhältnismäßig stark ansteigen. Dies geschieht, wenn die Ausscheidungs- oder Stoffwechselprozesse in ihrem Sättigungsbereich arbeiten. Ansonsten ist die im Plasma erreichte Plateaukonzentration proportional zur Halbwertszeit im Plasma, so daß sich Verbindungen mit langer Halbwertszeit trotz geringer Einzeldosis bei wiederholter Gabe oder Exposition stark anreichern können.

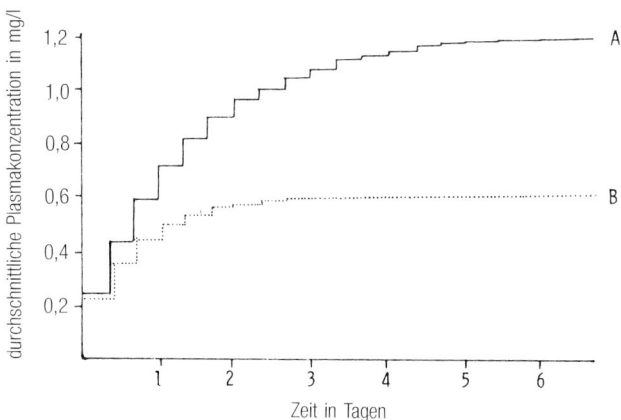

2.9 Anreicherung zweier Verbindungen nach wiederholter Verabreichung. Die Verbindung A hat eine Halbwertszeit von 24 Stunden, Verbindung B von zwölf Stunden. Das Verabreichungsintervall beträgt acht Stunden. (Aus: J. A. Timbrell, *Principles of Biochemical Toxicology*. Taylor and Francis, London 1982.)

Die Ausscheidung toxischer Verbindungen

Die Eliminierung toxischer Substanzen aus dem Körper bestimmt ganz wesentlich ihre biologischen Effekte. Eine schnelle Eliminierung reduziert die Wahrscheinlichkeit und die Dauer einer biologischen Wirkung. Im Falle eines toxischen Effekts kann eine Eliminierung der Verbindung den Schaden in Grenzen halten.

Die Eliminierung einer Fremdsubstanz zeigt sich entweder in der Halbwertszeit im Plasma oder in der Halbwertszeit im ganzen Körper. Die Halbwertszeit im Plasma spiegelt auch Stoffwechselprozesse, Verteilung und Ausscheidung wider. Die Halbwertszeit im Körper ist definiert als die Zeit, die benötigt wird, um eine Substanz zur Hälfte aus dem Körper zu entfernen und ist folglich ein Maß für die Ausscheidung einer Substanz.

Der wichtigste Ausscheidungsweg für die meisten Stoffe führt über die Nieren in den Urin. Andere Wege sind die Exkretion in die Gallenflüssigkeit, Abatmung über die Lunge für flüchtige und gasförmige Verbindungen und die Sekretion in den Magen-Darm-Trakt, die Milch, den Schweiß und andere Körperflüssigkeiten.

Ausscheidung in den Urin

Relativ kleine, wasserlösliche Moleküle werden vom Blutstrom in den Urin ausgeschieden. Große Moleküle wie Proteine passen nicht durch einen intakten Glomerulus, und fettlösliche Moleküle wie Bilirubin werden von den Nierentubuli resorbiert.

Ungefähr 25 Prozent des Schlagvolumens des Herzens erreichen die Nieren, so daß sie einem signifikanten Anteil an Fremdsubstanzen ausgesetzt sind und ihn ausfiltern.

Die Ausscheidung in den Urin kann nach drei Mechanismen erfolgen: die Filtration aus dem Blut durch die Poren in die Glomeruli der Nieren, die Diffusion aus dem Blutstrom in die Tubuli und der aktive Transport in die tubuläre Flüssigkeit.

Die Struktur der Niere erleichtert die Eliminierung von Substanzen aus dem Blutstrom (Abbildung 2.10). Das Grundbauelement der Niere, das Nephron, erlaubt es den meisten kleinen Molekülen, aus dem Blut

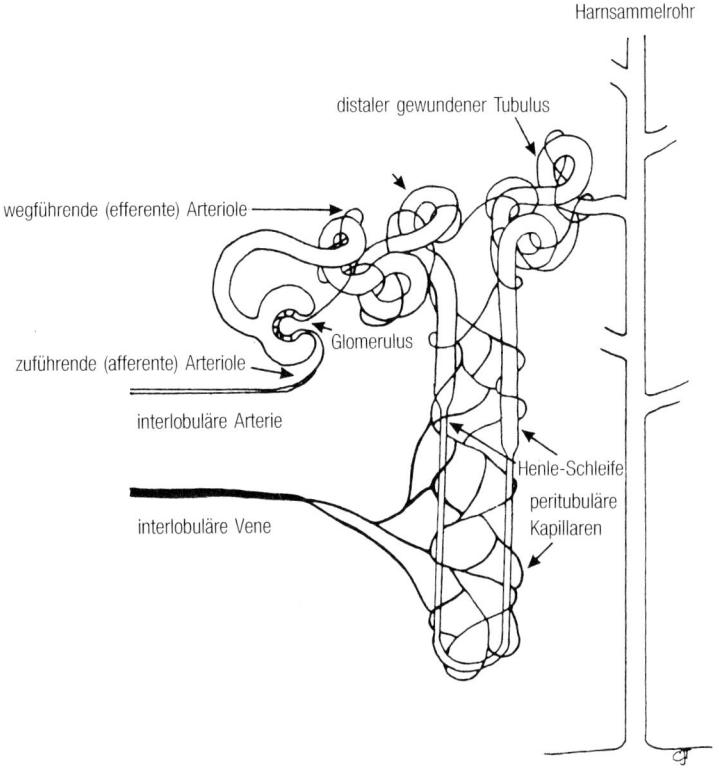

2.10 Aufbau der Säugetierniere. (Aus: J. A. Timbrell, *Principles of Biochemical Toxicology*. Taylor and Francis, London 1982.)

in den Glomerulus und von dort in das tubuläre Ultrafiltrat zu gelangen. Große Poren in den Gefäßen und der Blutdruck unterstützen diesen Vorgang. Fettlösliche Moleküle diffundieren passiv aus dem Blut hinaus, wenn ein Konzentrationsgradient vorhanden ist. Dennoch können solche Verbindungen vom Tubulus mittels passiver Diffusion in das Blut zurück resorbiert werden, wenn sie nicht beim pH-Wert der tubulären Flüssigkeit in geladener Form vorliegen. Dies kann geschehen, wenn das Blut durch die Gefäße um den Tubulus fließt, weil es dort einen Konzentrationsgradienten in Richtung Blut gibt. Wasserlösliche Moleküle, die beim pH-Wert der tubulären Flüssigkeit in geladener Form vorliegen, werden nicht mittels passiver Diffusion zurück resorbiert und gelangen in den Urin.

Manche Moleküle, wie p-Aminohippursäure, ein Metabolit der p-Aminobenzoesäure, werden durch ein spezifisches, anionisches Transportsystem aktiv aus dem Blutstrom in die Tubuli transportiert.

Die passive Diffusion von Verbindungen in die Tubuli ist proportional zu ihrer Konzentration im Blutstrom: Je größer also die Menge im Blut ist, desto größer wird die Ausscheidungsgeschwindigkeit sein. Wenn die Ausscheidung mittels aktivem Transport oder erleichterter Diffusion stattfindet, wobei spezifische Carriersysteme (Träger) einbezogen sind, ist die Ausscheidungsgeschwindigkeit konstant. Die Carrier können durch große Mengen der Verbindung gesättigt werden, was wichtige toxikologische Konsequenzen haben kann. Erhöht man die Dosis einer Verbindung, so wächst auch ihre Konzentration im Plasma. Erfolgt die Ausscheidung mittels passiver Diffusion, wird sich die Ausscheidungsgeschwindigkeit erhöhen, da sie proportional zur Plasmakonzentration ist. Erfolgt die Ausscheidung über einen aktiven Transport, so kann eine erhöhte Dosis auch zu einer Sättigung der Nierenausscheidung führen, was eine toxische Konzentration der Verbindung im Plasma und im Gewebe verursachen kann. Genau dies geschieht beim Ethanol: Eine kontinuierliche Aufnahme dieser Substanz steigert die Konzentration im Plasma stetig, begleitet von den bekannten Auswirkungen auf das zentrale Nervensystem.

Die Bindung an Plasmaproteine kann die Ausscheidung ebenfalls beeinflussen. Eine Bindung kann die Ausscheidung mittels passiver Diffusion besonders dann reduzieren, wenn sie stark ist und einen Großteil des Moleküls umfaßt, da nur ungebundene Moleküle passiv in die Tubuli diffundieren können. Die Bindung an Proteine beeinflußt den aktiven Transport allerdings nicht, so daß eine Verbindung wie die p-Aminohippursäure, die zu 90 Prozent an Plasmaproteine gebunden ist, schon während des ersten Blutdurchlaufs durch die Nieren ausgefiltert wird.

Auch der pH-Wert des Urins übt einen Einfluß auf die Ausscheidung aus. Wenn der in den Urin abgegebene Metabolit ionisierbar ist, kann er beim Eintritt in die tubuläre Flüssigkeit in die geladene Form übergehen. So wird ein saures Medikament wie Phenobarbital bei einem alkalischen pH-Wert des Urins ionisiert und ein basisches wie Amphetamin bei einem sauren pH-Wert. Diesen Umstand nutzt man zur Behandlung von Barbituratvergiftungen. Der pH-Wert des Urins kann durch die Ernährung beeinflußt werden: Eine eiweißreiche Ernährung hat einen sauren Urin zur Folge. Das Volumen des Urinflusses aus den Nieren in die Blase wirkt auch auf die Ausscheidung von Fremdsubstanzen ein: Eine reichliche Flüssigkeitsaufnahme und somit eine hohe Urinproduktion erleichtert die Ausscheidung von Fremdstoffen.

Ausscheidung in die Galle (biliäre Exkretion)

Besonders für große polare Verbindungen ist die Ausscheidung in die Galle ein wichtiger Weg. Für diese kann sie sogar der hauptsächliche Ausscheidungsweg sein. Hepatocyten der Leber geben die Gallenflüssigkeit in die Canaliculi ab. Von dort aus fließt sie durch das Gallensystem in den Darmtrakt (Abbildung 2.11). Verbindungen, die in die Gallenflüssigkeit abgegeben werden, werden deshalb normalerweise mit Stuhlgang ausgeschieden. Das Molekulargewicht spielt für die Ausscheidung in die Galle eine wichtige Rolle, wie man aus Tabelle 2.1 ersehen kann. Für polare Verbindungen mit einem Molekulargewicht von circa 300 (wie Glutathionkonjugate) kann die Exkretion in die Galle

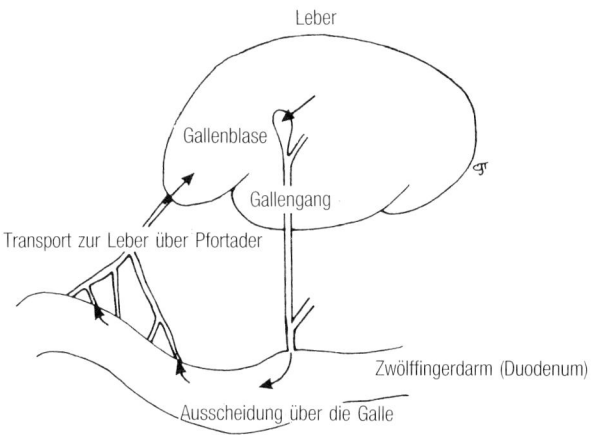

2.11 Verlauf der Fremdstoffausscheidung über die Galle. (Aus: J. A. Timbrell, *Principles of Biochemical Toxicology*. Taylor and Francis, London 1982.)

Tabelle 2.1: Auswirkung des Molekulargewichts auf den Ausscheidungsweg von Biphenylen bei der Ratte

| Verbindung | Molekulargewicht | % Totalausscheidung | |
		Urin	Fäzes
Biphenyl	154	80	20
4-Monochlorbiphenyl	188	50	50
4,4'-Dichlorbiphenyl	223	34	66
2,4,5,2',5'-Pentachlorbiphenyl	326	11	89
2,3,6,2',3',6'-Hexachlorbiphenyl	361	1	99

Quelle: Matthews, H. B., *Introduction to Biochemical Toxicology*, Hrsg. Hodgson and Guthrie, New York: Elsevier – North Holland 1980.

ein Hauptausscheidungsweg sein. Die Ausscheidung in die Galle ist ein aktiver Prozeß. Dafür gibt es drei spezifische Transportsysteme: eines für neutrale Verbindungen, eines für Anionen und eines für Kationen.

Wie bei der Ausscheidung durch die Nieren mittels aktivem Transport kann es auch bei der Ausscheidung in die Galle zur Sättigung kommen, was zu einer erhöhten Konzentration der Verbindung in der Leber führen kann. So kann das Medikament Furosemid bei Mäusen Leberschäden verursachen, weil es sich wegen der Sättigung der Gallenausscheidung in der Leber anreichert.

Wird eine Verbindung in die Galle ausgeschieden, kommt sie zwangsläufig mit der Mikroflora des Darms in Berührung. Die Bakterien können die Verbindung metabolisieren und sie zu einer fettlöslicheren Substanz machen, die aus dem Darm in das Pfortaderblut rückresorbiert werden und so in die Leber zurückkehren kann. Dieser sogenannte „enterohepatische Kreislauf" kann die Toxizität einer Verbindung erhöhen (Abbildung 2.11). Wird die Verbindung oral aufgenommen, damit also direkt der Leber zugeführt und weitgehend in die Gallenflüssigkeit abgegeben, so kann es sein, daß die Ausgangssubstanzen den systemischen Kreislauf gar nicht erst erreichen. Ebensogut kann die Mikroflora des Darms die Verbindung zu einem noch toxischeren Metaboliten umwandeln, der rückresorbiert werden und einen systemischen toxischen Effekt hervorrufen kann. Oral aufgenommene Verbindungen können auch direkt mit den Darmbakterien in Kontakt kommen. Diese hydrolysieren beispielsweise das natürlich vorkommende Glykosid Cycasin bei oraler Aufnahme zu dem potenten Kanzerogen Methylazoxymethanol.

Die Ausscheidung in die Galle kann also:

1. die Halbwertszeit einer Verbindung erhöhen;
2. die Produktion toxischer Metabolite im Magen-Darm-Trakt auslösen;
3. die Exposition der Leber über den enterohepatischen Kreislauf erhöhen und
4. zur Sättigung von Transportsystemen und dadurch zu Leberschäden führen.

Wie sehr die Ausscheidung in die Galle die Toxizität von Verbindungen beeinflußt, zeigt Tabelle 2.2. Wie aus ihr hervorgeht, erhöht sich die Toxizität mancher Chemikalien um ein Vielfaches, wenn man den Gallengang abbindet.

Tabelle 2.2: Auswirkung der Abbindung des Gallengangs auf die Toxizität
verschiedener Verbindungen

Verbindung		LD_{50} (mg/kg)	
	SO*	BDL**	Verhältnis SO : BDL
Amitryptilin	100	100	1
Diethylstilböstrol	100	0,75	130
Digoxin	11	2,6	4,2
Indocyanin-Grün	700	130	5,4
Pentobarbital	110	130	0,8

* SO, simulierte Operation
** BDL von *bile duct ligation* für „Abbindung des Gallengangs"
Quelle: Klaassen, C.D., *Toxicol. Appl. Pharmacol.* 24 (1974) 37.

Ausscheidung über die Lungen

Die Lungen stellen einen wichtigen Ausscheidungsweg für flüchtige
Verbindungen und gasförmige Metaboliten von Fremdsubstanzen dar.
Zum Beispiel werden 50 bis 60 Prozent einer Dosis des aromatischen
Kohlenwasserstoffs Benzol über die Lungen abgeatmet. Die Ausscheidung erfolgt mittels passiver Diffusion, die durch den Konzentrationsgradienten unterstützt wird, aus dem Blut in die Alveolen. Dies ist ein
sehr effizienter Ausscheidungsweg für fettlösliche Verbindungen, da die
Membranen der Gefäße und Alveolen dünn sind und sehr nahe bei-
einander liegen, so daß sie den Gasaustausch beim Atmen erlauben. Es
herrscht ein beständiger Konzentrationsgradient zwischen dem Blut
und der Luft in den Alveolen, da einerseits Gase und Dämpfe sehr
schnell aus den Lungen entfernt werden und andererseits ein sehr
schneller Blutfluß zu den Lungen besteht. Diese Tatsache kann für die
Behandlung von Vergiftungen durch Gase wie das hochtoxische Kohlenmonoxid von großer Bedeutung sein. Manche Substanzen können
auch zu flüchtigen Stoffwechselprodukten wie Kohlendioxid umgewandelt werden.

Andere Ausscheidungswege

Die Absonderung in die Muttermilch kann für bestimmte Typen von
Verbindungen, besonders für fettlösliche Substanzen, ein sehr bedeut-
samer Ausscheidungsweg sein. Vor allem Neugeborene sind durch

toxische Substanzen in der Muttermilch gefährdet. Stillende Mütter geben das DDT, dem sie ausgesetzt waren, in die Milch ab; bezogen auf das Körpergewicht kann das Kind über die Milch eine größere Dosis DDT aufnehmen als die Mutter.

Fremdsubstanzen können auch in andere Körperflüssigkeiten wie Schweiß, Tränen oder Samenflüssigkeit abgegeben werden. Manche Substanzen gelangen auch in den Magen oder den Speichel.

Die Metabolisierung toxischer Verbindungen

Wie wir gesehen haben, sind Fremdsubstanzen, die von einem biologischen System mittels passiver Diffusion resorbiert werden, stets fettlöslich und lassen sich nur schwer ausscheiden. Gut fettlösliche Substanzen wie DDT (Abbildung 7.1) und die polychlorierten Biphenyle werden nur in sehr geringem Maße ausgeschieden und verbleiben deshalb für viele Jahre im Körper.

Nachdem eine Verbindung in ein biologisches System resorbiert wurde, kann sie metabolisiert werden (diesen Vorgang nennt man auch Biotransformation). Das Schicksal einer Verbindung im Stoffwechsel kann ihr toxisches Potential, ihre Verteilung im Körper und ihre Ausscheidung entscheidend beeinflussen. Die Metaboliten lösen sich normalerweise besser in Wasser als die Ausgangssubstanz. Besonders bei Tieren scheint die Biotransformation geradezu darauf ausgerichtet zu sein, die Wasserlöslichkeit zu erhöhen und damit die Ausscheidung zu fördern. Die erleichterte Ausscheidung einer Substanz reduziert ihre biologische Halbwertszeit. Ihre potentielle Toxizität wird somit auf ein Minimum reduziert. Die Metabolisierung kann die biologische Aktivität einer Substanz auch direkt verändern. Das Medikament Succinylcholin etwa bewirkt eine Muskelentspannung. Seine Wirkung hält jedoch nur wenige Minuten an, da der Stoffwechsel das Molekül in inaktive Produkte spaltet (Abbildung 2.12). In manchen Fällen erhöht die Metabolisierung auch die Toxizität einer Verbindung. Hierfür gibt es viele Beispiele; ein gut verstandenes ist das Ethylenglykol, das zu Oxalsäure metabolisiert wird. Die entstandene Oxalsäure ist für die toxischen Effekte von Ethylenglykol mitverantwortlich (Abbildung 2.13).

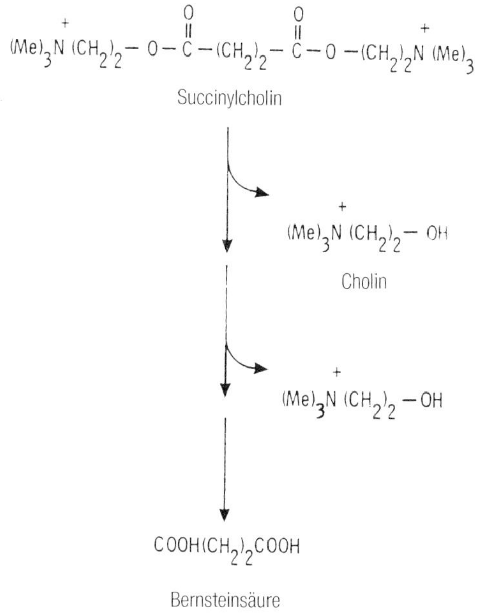

$$(Me)_3\overset{+}{N}(CH_2)_2 - O - \overset{O}{\underset{\|}{C}} - (CH_2)_2 - \overset{O}{\underset{\|}{C}} - O - (CH_2)_2\overset{+}{N}(Me)_3$$

Succinylcholin

$$(Me)_3\overset{+}{N}(CH_2)_2 - OH$$

Cholin

$$(Me)_3\overset{+}{N}(CH_2)_2 - OH$$

$$COOH(CH_2)_2COOH$$

Bernsteinsäure

2.12 Hydrolyse des Medikaments Succinylcholin. (Aus: J. A. Timbrell, *Principles of Biochemical Toxicology*. Taylor and Francis, London 1982.)

$$\underset{CH_2OH}{\overset{CH_2OH}{|}} \quad \overset{Hauptweg}{\longrightarrow} \quad CO_2$$

Ethylen-
glykol

Nebenweg

$$\underset{COOH}{\overset{COOH}{|}}$$

Oxalsäure

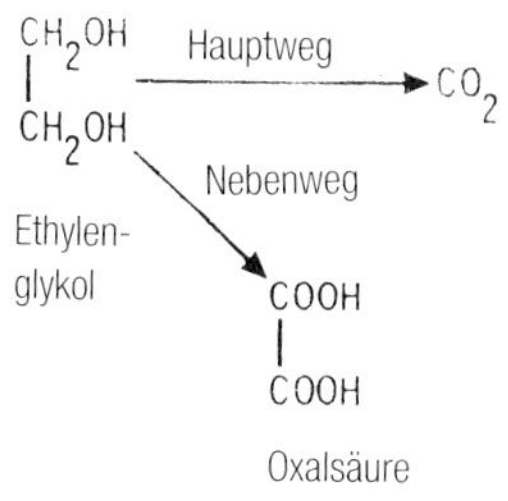

2.13 Metabolisierung von Ethylenglykol. (Aus: J. A. Timbrell, *Principles of Biochemical Toxicology*. Taylor and Francis, London 1982.)

Die Umwandlung durch den Stoffwechsel stellt eine extrem wichtige Phase der Toxikokinetik dar, weil sie einen entscheidenden Einfluß auf die biologische Aktivität einer Substanz ausüben kann. Normalerweise erhöht die Metabolisierung die Polarität und damit die Wasserlöslichkeit, wodurch sich wiederum die Ausscheidung verstärkt. So besitzt das Analgetikum Paracetamol (Kapitel 4) eine renale Clearance von 12 Milliliter pro Minute, während einer seiner wichtigsten Metaboliten, das Sulfatkonjugat, mit einer Geschwindigkeit von 170 Milliliter pro Minute ausfiltriert wird.

Manchmal verringert der Stoffwechsel auch die Wasserlöslichkeit und erschwert damit die Ausscheidung. Eine Acetylierung verringert zum Beispiel die Löslichkeit von Sulfonamiden im Urin und verursacht dadurch eine Kristallbildung in den Nierentubuli, was zu einer Nekrose des Gewebes führt.

Bei der Metabolisierung lassen sich leicht zwei Phasen unterscheiden: Phase 1 und Phase 2. In Phase 1 erfolgt die Veränderung der ursprünglichen Fremdsubstanz, indem eine funktionelle Gruppe angehängt wird, die dann in Phase 2 konjugiert werden kann.

Dies kann man am besten verstehen, wenn man das Beispiel in Abbildung 2.14 betrachtet. Das fremde Molekül ist Benzol, eine sehr gut fettlösliche (lipophile) Verbindung, die nur schwer ausgeschieden wird. Nur über die Ausatemluft läßt es sich gut ausscheiden, weil es flüchtig ist. Die Metabolisierung wandelt das Benzol in Phase 1 in eine Vielzahl von Metaboliten um, deren wichtigster Phenol ist. Die Hydroxylgruppe des Phenols ermöglicht eine Konjugationsreaktion mit einer polaren Sulfatgruppe (Phase 2). Das dadurch entstehende Endprodukt der Metabolisierung des Benzols ist sehr gut wasserlöslich und wird vollständig über den Urin ausgeschieden.

Die meisten Biotransformationen lassen sich in Phase-1- und Phase-2-Reaktionen unterteilen, obwohl manche Fremdsubstanzen, wie das Phenol, bereits funktionelle Gruppen besitzen, die Phase-2-Reaktionen eingehen können. Die Produkte der Phase-2-Reaktionen können gegebenenfalls noch weiter metabolisiert werden; diesen Vorgang bezeichnet man dann als Phase-3-Reaktion.

Normalerweise katalysieren Enzyme den Stoffwechsel. Diese Enzyme finden sich häufig in sehr großer Menge in der Leber. Denn die meisten Fremdsubstanzen gelangen über den Magen-Darm-Trakt in den Körper, und der Pfortaderblutstrom führt direkt zur Leber (Abbildung 2.7). Wie man jedoch nicht vergessen sollte, kommen 1) die Enzyme, die am Metabolismus von Fremdsubstanzen beteiligt sind, außer in der Leber auch in anderen Geweben vor; können sich 2) die Enzyme in einem bestimmten Zelltyp eines Organs befinden und sind 3)

2.14 Metabolisierung des Benzols. (Aus: J. A. Timbrell, *Principles of Biochemical Toxicology.* Taylor and Francis, London 1982.)

die Enzyme nicht immer für die Fremdsubstanzen spezifisch, so daß sie eine Hauptrolle im normalen Stoffwechsel des Körpers spielen können.

Viele der Enzyme, die bei der Biotransformation mitwirken, haben ihren ganz besonderen Platz in der Zelle: Man findet sie im endoplasmatischen Retikulum. Manche sind im Cytosol zu Hause, einige wenige auch in anderen Organellen wie dem Mitochondrium. Die verschiedenen Arten metabolischer Reaktionen führt Tabelle 2.3 auf. Für weitere Informationen über den Metabolismus von Fremdsubstanzen sollte der Leser die in der Bibliographie aufgeführten ausführlicheren Werke zu Rate ziehen.

Phase-1-Reaktionen

Oxidationsreaktionen

Die Mehrzahl dieser Reaktionen wird durch einen einzigen Enzymkomplex katalysiert, den Cytochrom-P450-Monooxygenase-Komplex. Dieser Komplex befindet sich im glatten endoplasmatischen Retikulum der Zelle, das man bei der Zellfraktionierung als sogenannte mikrosomale Fraktion isoliert. In der Leber herrscht die höchste Konzentration dieses Enzymkomplexes, obwohl er in den meisten – wenn nicht sogar in allen – Geweben gefunden werden kann. Die Reaktionen, die dieser Komplex katalysiert, erfordern außer dem Substrat S auch NADPH, molekularen Sauerstoff und Magnesium; die gesamte Reaktion läßt sich formulieren als:

$$SH + O_2 + NADPH + H^+ \rightarrow SOH + H_2O + NADP^+.$$

Tabelle 2.3: Die wichtigsten Biotransformationsreaktionen

Phase 1	Phase 2
Oxidation	Sulfonierung
Reduktion	Glucuronidierung
Hydrolyse	Glutathionkonjugation
Hydratisierung	Acetylierung
Dehalogenierung	Konjugation mit Aminosäuren

Abbildung 2.15 zeigt, welche metabolischen Reaktionen dabei ablaufen. Man kann vier Schritte unterscheiden:

1. Bindung des Substrats an das Enzym;
2. Übertragung eines Elektrons;
3. Bindung von Sauerstoff und Umlagerung;
4. Übertragung eines zweiten Elektrons und Ablösung eines Wassermoleküls.

Der Cytochrom-P450-Komplex besteht in Wirklichkeit aus einer Ansammlung von Isoenzymen, die alle ein Eisenatom in einem Porphyrinkomplex enthalten. Diese Isoenzyme katalysieren verschiedene Arten von Oxidationsreaktionen und – unter bestimmten Bedingungen – auch andere Umsetzungen.

Betrachten wir nun die wichtigsten Oxidationsreaktionen, die der Cytochrom-P450-Komplex katalysiert.

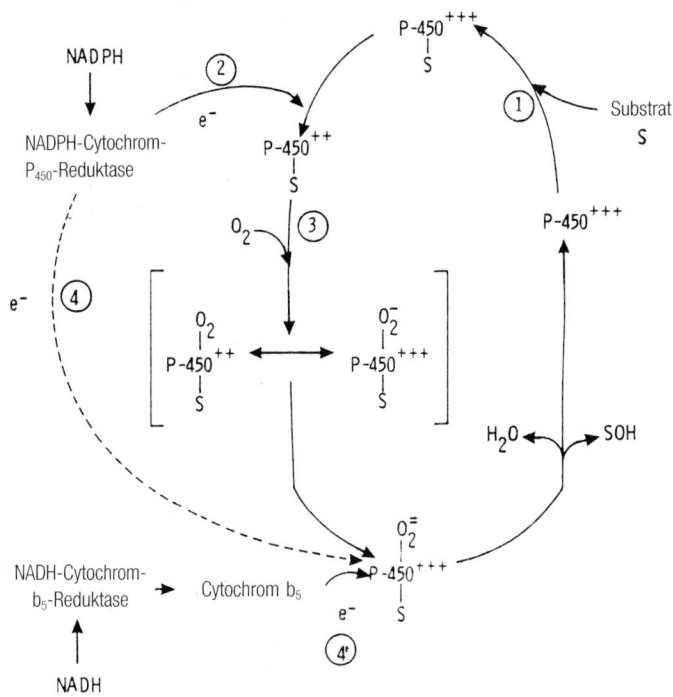

2.15 Das Cytochrom-P450-Monooxygenase-System, das den Phase-1-Metabolismus vieler Fremdstoffe katalysiert. (Aus: J. A. Timbrell, *Principles of Biochemical Toxicology*. Taylor and Francis, London 1982.)

Die aromatische Hydroxylierung von Benzol (Abbildung 2.14) und die aliphatische Hydroxylierung von Vinylchlorid (Abbildung 2.16) verlaufen unter Addition eines Sauerstoffatoms an eine Doppelbindung. Die Hydroxylierung der aliphatischen Seitenkette des Propylbenzols

2.16 Epoxidierung von Vinylchlorid. (Aus: J. A. Timbrell, *Principles of Biochemical Toxicology.* Taylor and Francis, London 1982.)

2.17 Oxidation von n-Propylbenzol. (Aus: J. A. Timbrell, *Principles of Biochemical Toxicology.* Taylor and Francis, London 1982.)

2.18 Dealkylierungsreaktionen. (Aus: J: A. Timbrell, *Principles of Biochemical Toxicology.* Taylor and Francis, London 1982.)

kann an drei Stellen erfolgen (Abbildung 2.17). Auch alicyclische und heterocyclische Ringe können hydroxyliert werden.

Alkylgruppen, die an N-, O- oder S-Atome gebunden sind, können durch Dealkylierungsreaktionen entfernt werden. Diese Reaktionen verlaufen über eine Oxidation der Alkylgruppe, eine anschließende Umlagerung und die Ablösung des betreffenden Aldehyds (Abbildung 2.18). Stickstoff- und Schwefelatome in Fremdstoffen lassen sich durch mikrosomale Enzyme oxidieren (Abbildung 2.19). Schwefel- und Halogenatome können oxidativ entfernt werden (Abbildungen 2.20 und 2.21).

Bestimmte Oxidationsreaktionen werden durch Enzyme wie die Alkoholdehydrogenase (Abbildung 2.22), Xanthinoxidase, mikrosomale Aminoxidase, Monoamin- und Diaminoxidasen katalysiert.

NH$_2$ NHOH

Anilin   Phenylhydroxylamin

2.19 N-Hydroxylierung einer aromatischen Aminogruppe. (Aus: J. A. Timbrell, *Principles of Biochemical Toxicology.* Taylor and Francis, London 1982.)

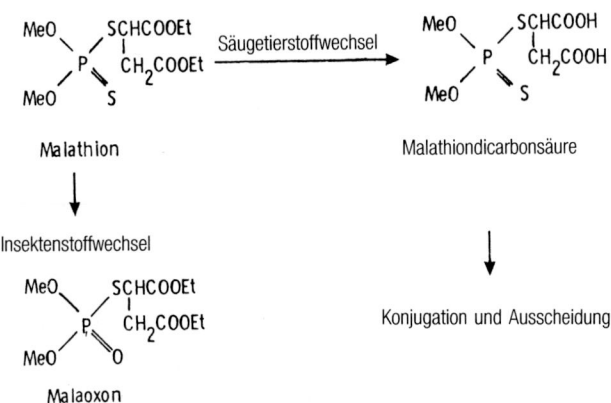

2.20 Metabolisierung des Insektizids Malathion. (Aus: J. A. Timbrell, *Principles of Biochemical Toxicology.* Taylor and Francis, London 1982.)

2.21 Metabolisierung des Narkosemittels Halothan. A, oxidativer Reaktionsweg; B, reduktiver Reaktionsweg. C, Trifluoracetylchlorid ist vermutlich das Zwischenprodukt, das Membranproteine acyliert. D, reaktives Zwischenprodukt, das in Reaktionen mit zellulären Makromolekülen und in die Lipidperoxidation einbezogen sein kann. (Aus: J. A. Timbrell, *Principles of Biochemical Toxicology.* Taylor and Francis, London 1982.)

2.22 Oxidation des primären Alkohols Ethanol. (Aus: J. A. Timbrell, *Principles of Biochemical Toxicology.* Taylor and Francis, London 1982.)

Reduktion

Reduktionsreaktionen können entweder durch mikrosomale oder cytosolische Reduktasen oder durch Reduktasen von Darmbakterien katalysiert werden. Die häufigste Reduktionsreaktion ist die Reduktion von Nitro- und Azogruppen. Diese Gruppen sind zum Beispiel im Lebensmittelfarbstoff Tartrazin enthalten (Abbildung 2.23). Eine geringere Bedeutung kommt der Reduktion von Aldehyden und Ketogruppen, Epoxiden und Doppelbindungen zu.

Die reduktive Dehalogenierung, die durch das mikrosomale Enzymsystem katalysiert wird, ist ein wichtiger Weg für die Metabolisierung von Anästhetika wie Halothan (Abbildung 2.21, Kapitel 4).

2.23 Metabolische Reduktion des Lebensmittelfarbstoffs Tartrazin.

Die reduktive Dechlorierung spielt bei der Toxizität von Tetrachlorkohlenstoff eine Rolle.

Hydrolyse

Esterasen und Amidasen hydrolysieren Ester beziehungsweise Amide. Es gibt eine ganze Reihe solcher Enzyme, die in verschiedenen Geweben normalerweise im Cytosol der Zellen vorkommen. Manche befinden sich auch im Plasma. Mikrosomale Esterasen hat man ebenfalls schon entdeckt. Typische Esterase- und Amidasereaktionen zeigt Abbildung 2.24. Eine toxikologisch bedeutsame Esterasereaktion stellt die Hydrolyse des Medikaments Succinylcholin dar. Diese Substanz besitzt eine sehr kurze Wirkungsdauer, da sie sehr schnell im Plasma hydrolysiert wird (Kapitel 4). Amidasen haben für die Toxizität der Medikamente Isoniazid und Phenacetin eine große Bedeutung, weil dabei die Hydrolyse ein wichtiger Schritt für die metabolische Aktivierung ist.

2.24 Hydrolyse eines Esters (des Medikaments Procain) und eines Amids (des Medikaments Procainamid). (Aus: J. A. Timbrell, *Principles of Biochemical Toxicology.* Taylor and Francis, London 1982.)

Hydratisierung

Epoxide, die stabile Zwischenprodukte im Stoffwechsel sein können, sind jedoch einer katalytischen Hydratisierung durch Epoxidhydrolase, ein Enzym der mikrosomalen Fraktion, zugänglich. In den meisten Fällen handelt es sich hierbei um eine Entgiftungsreaktion, da Dihydrodiolprodukte normalerweise chemisch wesentlich reaktionsträger sind als die Epoxide.

Phase-2-Reaktionen

Diese – auch als Konjugationsreaktionen bekannten – Reaktionen zeichnen sich durch die Addition einer polaren Gruppe an das Fremdmolekül aus. Die polare Gruppe wird entweder mit einer bereits vorhandenen oder in einer Phase-1-Reaktion zuvor eingeführten Gruppe, zum Beispiel einer Hydroxylgruppe, konjugiert. Die polare Gruppe macht das Fremdmolekül wasserlöslicher. Dadurch läßt es sich leichter aus dem Körper entfernen und in seiner toxischen Wirkung beschränken. Die polaren Gruppen, die in den Phase-2-Reaktionen angefügt werden, sind dieselben, die auch am intermediären Stoffwechsel beteiligt sind. Im folgenden werden einige Konjugationsreaktionen näher beschrieben:

Sulfonierung

Die Anbindung eines Sulfatrestes an eine Hydroxylgruppe bildet eine wichtige Vorgehensweise für die Konjugation von Fremdstoffen. Diese Sulfonierung wird durch eine cytosolische Sulfotransferase unter Mitwirkung des Coenzyms 3′-Phosphoadenosin-5′-phosphosulfat (PAPS) katalysiert. Das Ergebnis dieser Reaktion ist ein sehr polarer und wasserlöslicher Ester. Aromatische und aliphatische Hydroxylgruppen können genauso wie N-Hydroxy- und Aminogruppen mit Sulfat konjugiert werden (Abbildung 2.25).

Glucuronidierung

Die Glucuronsäure ist ein polares, wasserlösliches Molekül, das an Hydroxyl-, Carboxy- und Aminogruppen sowie Thiole addiert werden kann (Abbildung 2.26). Dieser Vorgang stellt einen Hauptreaktionsweg des Phase-2-Metabolismus dar. An ihm sind die mikrosomalen Glucuronosyltransferasen und Uridindiphosphatglucuronsäure als Cofaktor beteiligt. Auch andere Kohlenhydrate kommen für die Konjugation von Fremdstoffen in Betracht; so bilden Insekten mit Hilfe von Glucose Glycoside. Ribose und Xylose finden ebenfalls in Konjugationsreaktionen Anwendung.

2.25 Konjugation eines Phenols und eines aliphatischen Alkohols mit Sulfat. PAPS ist der Sulfatspender Phosphoadenosinphosphosulfat. (Aus: J. A. Timbrell, *Principles of Biochemical Toxicology.* Taylor and Francis, London 1982.)

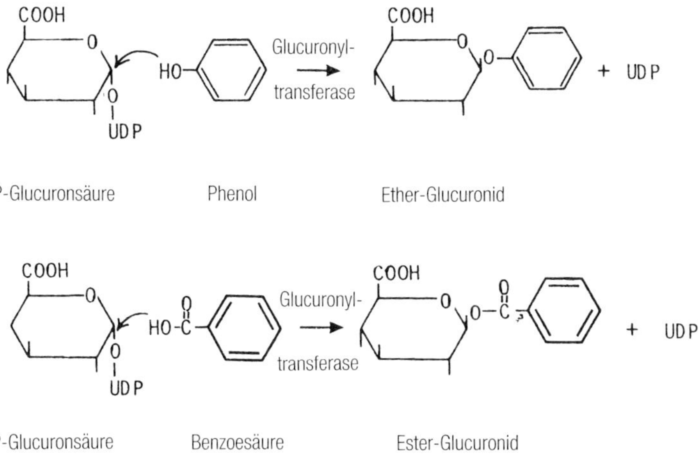

2.26 Konjugation eines Phenols und einer Carboxysäure mit Glucuronsäure. (Aus: J. A. Timbrell, *Principles of Biochemical Toxicology*. Taylor and Francis, London 1982.)

Glutathionkonjugation

Die Glutathionkonjugation ist aus toxikologischer Sicht ein besonders wichtiger Prozeß innerhalb des Phase-2-Metabolismus, da sie häufig bei der Eliminierung reaktiver Zwischenstufen eine Rolle spielt. Gluta-

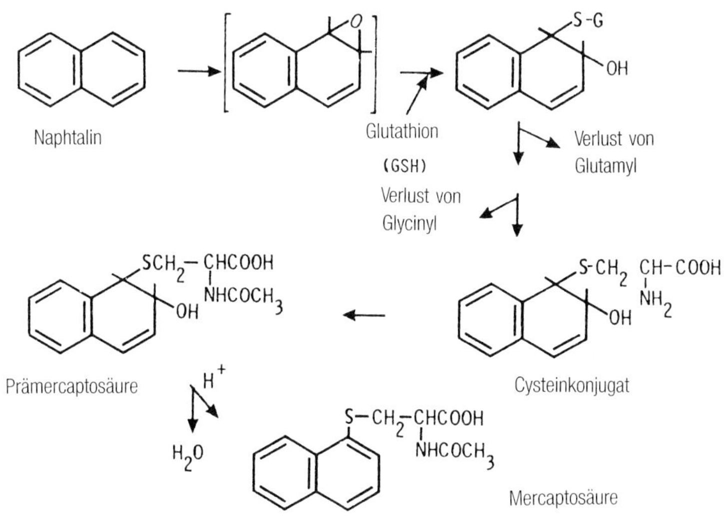

2.27 Metabolisierung des Naphthalins: Konjugation von Naphthalinepoxid mit Glutathion und darauffolgende Bildung eines N-Acetylcysteinkonjugats (Mercaptosäure). (Aus: J. A. Timbrell, *Principles of Biochemical Toxicology*. Taylor and Francis, London 1982.)

thion ist ein Tripeptid, das man in vielen Säugetiergeweben, besonders aber in der Leber findet. Das Glutathion übt eine sehr wichtige Schutzfunktion im Körper aus: Es befreit ihn von reaktiven Verbindungen verschiedener Art, indem es an die reaktiven Zentren der Moleküle bindet und so ihre Toxizität reduziert oder aufhebt. Normalerweise verhält sich die Thiolgruppe des Glutathions nukleophil und ersetzt daher ein anderes Atom oder greift eine elektrophile Stelle an (Abbildung 2.27). Aus diesem Grund reagiert Glutathion spontan oder durch Enzyme katalysiert mit einer Vielzahl von Verbindungen, die entweder von Natur aus reaktiv sind oder als elektrophile Metaboliten in Phase-1-Reaktionen entstanden sind. Die Reaktionen mit Glutathion werden durch diverse Glutathiontransferasen katalysiert, die in der löslichen und auch in der mikrosomalen Zellfraktion vorkommen. Substrate sind aromatische, heterocyclische, alicyclische und aliphatische Epoxide, aromatische Halogen- und Nitroverbindungen und ungesättigte aliphatische Verbindungen.

Das gebildete Konjugat kann unverändert in die Galle abgegeben werden oder durch sogenannte Phase-3-Reaktionen zu einem N-Acetylcystein-Konjugat oder zu einer Mercaptosäure weiter metabolisiert werden (Abbildung 2.27).

2.28 Die Acetylierung der Amino- und Sulfonamidgruppen des Medikaments Sulfanilamid. (Aus: J. A. Timbrell, *Principles of Biochemical Toxicology*. Taylor and Francis, London 1982.)

Acetylierung

Diese metabolische Reaktion ist insofern ungewöhnlich, als ihr Produkt weniger wasserlöslich als die ursprüngliche Verbindung sein kann. Substrate der Acetylierung sind aromatische Aminoverbindungen, Sulfonamide, Hydrazine und Hydrazide (Abbildung 2.28). Die Acetylierung bewerkstelligen Acetyltransferasen, die man im Cytosol von Zellen der Leber, der Magenschleimhaut und in weißen Blutkörperchen findet. Die Enzyme benutzen das Acetyl-Coenzym A als Cofaktor. Beim Kaninchen gibt es zwei Isoenzyme, die sich in ihrer Aktivität deutlich voneinander unterscheiden. Vermutlich ist dies auch beim Menschen der Fall. Welches Isoenzym man besitzt, ist bei beiden Spezies genetisch bestimmt. Deshalb gibt es zwei verschiedene Phänotypen, die „schnellen" und die „langsamen" Acetylierer. Diese Eigenschaft spielt für die Toxizität bestimmter Medikamente wie Hydralazin (Kapitel 4), Isoniazid und Procainamid eine wichtige Rolle. Die Beispiele verdeutlichen, wie wichtig genetische Faktoren in der Toxikologie sind.

Konjugation mit Aminosäuren

Körperfremde organische Säuren können mit Aminosäuren konjugiert werden (oder mit Glucuronsäure, wie oben beschrieben). Welche Aminosäure jeweils verwendet wird, hängt von der Spezies ab. Spezies innerhalb ähnlicher Evolutionsfamilien verwenden häufig die gleiche Aminosäure. Meistens wird Glycin eingesetzt. Die Carboxygruppe der fremden Säure reagiert zunächst mit Coenzym A und anschließend mit der jeweiligen Aminosäure. Das die Reaktion katalysierende Enzym Acylase befindet sich in den Mitochondrien.

Methylierung

Hydroxyl-, Amino- und Thiolgruppen können durch Methyltransferasen methyliert werden. Dies betrifft vor allem endogene Verbindungen, aber auch Fremdstoffe können Substrate sein. Wie bei der Acetylierung vermindert die Methylierung eher die Wasserlöslichkeit.

Es gibt noch weitere Reaktionen, denen ein fremdes Molekül unterliegen kann. Der interessierte Leser sollte hierzu Bücher oder Übersichtsartikel aus der Bibliographie zu Rate ziehen. Man sollte jedoch im Gedächtnis behalten, daß eine Verbindung, obwohl sie fremd für einen

Organismus ist, dennoch ein Substrat für ein Enzym des normalen Stoffwechsels sein kann, wenn ihre chemische Struktur paßt. Damit kommen viele metabolische Reaktionen in Frage. Fremdstoffe können gleichzeitig durch viele verschiedene Enzyme in einem Organismus metabolisiert werden, so daß viele verschiedene Stoffwechselwege zur Verfügung stehen, die zu unterschiedlichen Metaboliten führen. Welche Wege in welchem Ausmaß beschritten werden, bestimmt häufig die Toxizität einer Verbindung.

Giftung – Entgiftung

Die Metabolisierung von Fremdstoffen bezeichnet man auch als Entgiftung. Denn durch die Metabolisierung werden diese Stoffe in der Regel wasserlöslicher und leichter ausscheidbar, was ihre Toxizität verringert. In manchen Fällen jedoch geschieht das Gegenteil: Es wird ein Metabolit produziert, der giftiger ist als die ursprüngliche Verbindung. Ein sehr gutes Beispiel für eine solche Giftung ist das Medikament Paracetamol (Acetaminophen, Kapitel 4). In diesem Fall konkurrieren

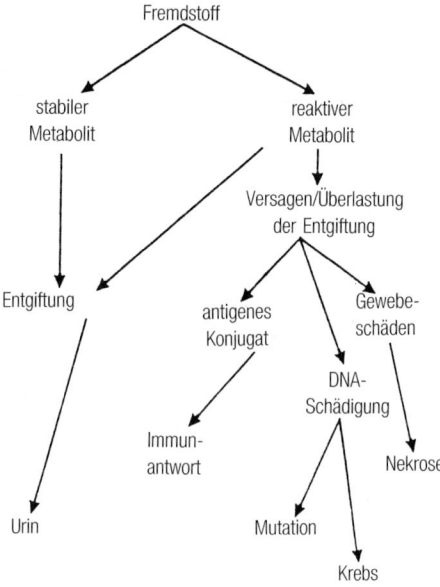

2.29 Schematische Darstellung der Wege, auf denen die Metabolisierung einer Verbindung verschiedene Folgen für den Organismus haben kann.

mehrere Stoffwechselwege miteinander. Einflüsse, die das Verhältnis dieser Wege zueinander verändern, werden die Toxizität des Paracetamols verändern. Dieses Verhältnis zwischen Giftungs- und Entgiftungswegen (Abbildung 2.29) ist in der Toxikologie von großer Bedeutung und bildet die eigentliche Ursache für die Wirkung bestimmter Faktoren auf die Toxizität einer Substanz. Solche Faktoren beschreibt der folgende Abschnitt.

Faktoren, die toxische Antwortreaktionen beeinflussen

Wie bereits angedeutet bestimmt der Metabolismus wesentlich die Toxizität einer Verbindung. Einflüsse auf den Metabolismus wirken sich somit auch auf die Toxizität aus. Verschiedene Tierspezies metabolisieren Verbindungen in unterschiedlicher Weise und zeigen deshalb Unterschiede bei den toxischen Effekten. Auch Umweltfaktoren wie die Ernährungsweise und eingenommene Medikamente können die Stoffwechselwege beeinflussen und so die Toxizität einer bestimmten Substanz verändern. Beim Menschen können auch genetische Faktoren mitbestimmen, welche Stoffwechselwege eingeschlagen werden, und ob damit eine Substanz toxisch wirkt oder nicht. Viele dieser Faktoren werden beispielhaft in den folgenden Kapiteln beleuchtet und darum hier nicht näher ausgeführt.

Spezies

Spezies unterscheiden sich in ihren Antwortreaktionen auf toxische Substanzen häufig sehr stark voneinander, was für Tiermedizin, Humanmedizin und Umwelttoxikologie von sehr großer Bedeutung sein kann. Medikamente werden zum Beispiel an Tieren für ihren eventuellen Einsatz beim Menschen getestet. Wenn die Antwortreaktion beim Menschen sich sehr stark von derjenigen bei Ratten oder Mäusen unterscheidet, können sich in der klinischen Erprobung unvorhergesehene Probleme ergeben. In der Tiermedizin setzt man die gleichen Medikamente bei verschiedenen Spezies ein. Wenn große Unterschiede in der Toxizität auftreten, kann dies zum Tod oder zu pathologischen Schäden bei Nutz- und Haustieren führen. In der Umwelt können einem Pestizid sehr viele jeweils sehr verschiedenartige Spezies ausgesetzt sein, von denen jede anders darauf reagieren kann. Diese Spanne in der Empfindlichkeit nutzt man bei Pestiziden aus. Insektizide wie organische Phosphorverbindungen und DDT (Kapitel 7) sind für Insekten viel giftiger als für den Menschen und andere Säugetiere, in manchen Fällen aufgrund metabolischer Unterschiede. Säugetiere hydrolysieren das Insektizid Malathion, wohingegen Insekten es zu Malaoxon oxidieren, das an das Enzym Cholinesterase bindet und es hemmt (Abbildung 2.20; Kapitel 7). Es gibt sehr viele Differenzen im Metabolismus der einzelnen Arten. Diese Differenzen detailliert auszuführen, würde den Rahmen dieses Buches sprengen. Der interessierte Leser sei deshalb auf die Literatur am Ende dieses Kapitels hingewiesen.

Inzuchtstämme

So wie verschiedene Spezies jeweils anders auf toxische Verbindungen reagieren und sie metabolisieren, so können sich auch Inzuchtstämme derselben Tierart unterscheiden. Einzelne Mäusestämme zum Beispiel weisen eine starke Streuung auf hinsichtlich ihrer Fähigkeit, Barbiturate zu metabolisieren; dadurch ist auch die pharmakologische Wirkung von Stamm zu Stamm verschieden (Tabelle 2.4).

Tabelle 2.4: Wirkdauer von Hexobarbital bei verschiedenen Inzuchtstämmen der Maus

Inzuchtstamm	Schlafdauer
A/NL	48 ± 4
BALB/cAnN	41 ± 2
C57L/HeN	33 ± 3
C3HfB/HeN	22 ± 3
SWR/HeN	18 ± 4
Swiss (keine Inzucht)	43 ± 15

Quelle: Jay, G.E., *Proc. Soc. Exp. Biol. Med.* 90 (1955) 378.

Geschlecht

Selbst Männchen und Weibchen können aufgrund metabolischer und hormoneller Variationen verschiedenartige Antwortreaktionen zeigen. Bei sehr vielen Arten metabolisieren die Männchen Verbindungen schneller als die Weibchen. So wie das Geschlecht Unterschiede im Stoffwechsel mit sich bringt, beeinflußt es auch die Ausscheidungswege, was ungleiche Empfindlichkeiten verursacht. Durch Dinitrotoluol verursachte Lebertumoren treten vor allem bei Männchen auf – wegen der Unterschiede in der Ausscheidung. Männchen scheiden diese Chemikalie bevorzugt als Glucuronidkonjugat in die Galle aus, Weibchen geben sie mit dem Urin ab. Darmbakterien spalten das Glucuronidkonjugat; die Produkte werden rückresorbiert und verursachen die Lebertumoren. Männliche und weibliche Mäuse sind verschieden stark anfällig für Nierenschädigungen durch Chloroform. Für diesen Unterschied sind metabolische und hormonelle Gründe verantwortlich. Die männlichen Mäuse sind empfindlicher. Diese Anfälligkeit kann jedoch durch Kastration beseitigt und durch die Gabe von Androgenen (männlichen Sexualhormonen) wiederhergestellt werden. Vermutlich kurbelt das Androgen Testosteron den mikrosomalen, enzymkatalysierten Metabolismus von Chloroform bei den Männchen an.

Genetische Faktoren und die Spanne der Reaktionen beim Menschen

Die genetische Variation ist in der genetisch heterogenen menschlichen Bevölkerung besonders wichtig. Mittlerweile kennt man viele Fälle, in denen Medikamente toxisch wirken, weil bei manchen Menschen ein genetischer Defekt oder eine genetisch bedingte Abweichung im Metabolismus vorliegen. Das bekannteste Beispiel ist der Acetyliererphänotyp. Die Acetylierungsreaktion (siehe oben) weist genetische Variationen auf, die fast sicher auf die Anwesenheit verschiedener Isoenzyme zurückzuführen sind. Diese sind die Ursache für die Existenz schneller und langsamer Acetylierer, die für eine Reihe von unerwünschten Medikamentenwirkungen Bedeutung haben. Hierzu gehören das durch Hydralazin hervorgerufene Lupus-Syndrom (Kapitel 3), das durch Procainamid verursachte Lupus-Syndrom und die Leberschäden und peripheren Neuropathien durch Isoniazid.

Ein anderer wichtiger genetischer Faktor im Stoffwechsel tritt bei der ebenfalls in Kapitel 4 erörterten Hydroxylierung von Debrisoquin auf. Diese Verschiedenartigkeit in der Oxidation wurde mittlerweile auch für andere Medikamente wie Phenytoin, Spartein und Phenformin nachgewiesen. In manchen Fällen werden toxische Reaktionen auch mit dem Zustand eines „schlechten Stoffwechslers" in Verbindung gebracht (Kapitel 4).

Vergiftungserscheinungen können von Mensch zu Mensch sehr stark variieren, und manche dieser Variationen können den genannten Faktoren zugeschrieben werden. So wie es genetisch determinierte Stoffwechselunterschiede gibt, so kann es auch genetisch bedingte Unterschiede an einem Rezeptor oder einem Bestandteil des Immunsystems geben, die toxikologische und pharmakologische Reaktionen auf Medikamente und andere Fremdstoffe verändern können. Einige Beispiele hierfür werden später in diesem Buch erörtert. Gelegentlich können jedoch auch seltene *idiosynkratische* Reaktionen unbekannter Herkunft auftreten, in anderen Fällen ist für das Auftreten einer toxischen Reaktion das Zusammenwirken mehrerer Faktoren notwendig (Hydralazin, Kapitel 4). Bedauerlicherweise kann die Vielfalt der Reaktionen des Menschen in den für Tierversuche benutzten Inzuchtstämmen nicht dargestellt werden. Folglich ist es möglich, daß seltene und lebensbedrohliche toxische Reaktionen in Toxizitätsstudien an Tieren nicht erkannt werden. Sie fallen erst auf, wenn eine sehr große Anzahl von Menschen der entsprechenden Chemikalie ausgesetzt war.

Umweltfaktoren

Ein anderer Faktor, der beim Menschen berücksichtigt werden muß, ist seine Umwelt, besonders die anderen Chemikalien, denen der Mensch ausgesetzt ist. Chemikalien in der Nahrung, der Luft oder dem Wasser können Vergiftungssymptome auf eine andere Chemikalie beeinflussen. Im Gegensatz zu den üblichen Tierversuchen kann es vorkommen, daß Menschen, die mit mehreren Arzneimitteln therapiert werden, außerdem einer Industriechemikalie ausgesetzt sind. Diese Medikamente können nun die Art und Weise, mit der der Körper auf die Chemikalie reagiert, beeinflussen. Schon die Einnahme eines Medikaments kann die Reaktion auf ein anderes verändern. Die Wahrscheinlichkeit für schwere Leberschäden nach einer Überdosis Paracetamol ist beispielsweise höher, wenn das Opfer gleichzeitig große Mengen von

Alkohol oder Barbituraten zu sich nimmt. Beide Substanzen induzieren Enzyme des Arzneimittelstoffwechsels, so daß sich die *in vivo*-Toxizität des Paracetamols erhöht.

Verbindungen, die Stoffwechselwege durch die Blockade bestimmter Enzyme hemmen, müssen bei Vergiftungen ebenfalls berücksichtigt werden. Arbeiter, die dem Lösungsmittel Dimethylformamid ausgesetzt sind, scheinen zum Beispiel auf Alkohol eher mit Hautrötungen zu reagieren als solche, die dem Lösungsmittel nicht ausgesetzt sind, da vermutlich der Alkoholstoffwechsel gehemmt wird. Auch unsere Nahrung enthält viele Substanzen, die auf die Enzyme des Arzneimittelstoffwechsels einwirken können, wie β-Naphthoflavon, ein Induktor mikrosomaler Enzyme, der in manchen Gemüsesorten nachgewiesen wurde. Auch Zigarettenrauchen und der bereits erwähnte Alkoholkonsum sind bekannt dafür, daß sie in den Arzneimittelstoffwechsel eingreifen und so pharmakologische und toxikologische Reaktionen verändern.

Krankheiten

Die Bedeutung von Krankheiten für den Stoffwechsel und die Toxizität ist nicht gut erforscht. Lebererkrankungen werden selbstverständlich den Stoffwechsel verändern, unterschiedliche Erkrankungen können dies aber in unterschiedlicher Weise tun. Auch Krankheiten wie Grippe sind dafür bekannt, daß Enzyme des Arzneimittelstoffwechsels in Mitleidenschaft gezogen sind. Man vermutet, daß dies durch die Bildung von Interferon geschieht.

Literatur

Bruin, A. de (1976) *Biochemical Toxicology of Environmental Agents* (Amsterdam: Elsevier).

Caldwell, J.; Jakoby, W. R. (Hrsg.) (1983) *Biological Basis of Detoxi-fication* (New York: Academic Press).

Clark, B.; Smith, D. A. (1986) *An Introduction to Pharmacokinetics.* 2. Aufl. (Oxford: Blackwell Science Publications).

Gibson, G. G.; Skett, P. (1986) *Introduction to Drug Metabolism* (London: Chapman & Hall).

Goldstein, A.; Aronow, L.; Kalman, S. M. (1974) *Principles of Drug Action* (New York: John Wiley).

Hathway, D. E. (1984) *Molecular Aspects of Toxicology* (London: The Royal Society of Chemistry).

Hathway, D. E.; Brown, S. S.; Chasseaud, L. F.; Hutson, D. H. (Hrsg.) (1970–81) *Foreign Compound Metabolism in Mammals*. Bd. 1–6 (London: The Chemical Society).

Hodgson, E.; Bend, J. R.; Philpot, R. M. (Hrsg.) (1979) *Reviews in Biochemical Toxicology* (New York: Elsevier – North Holland).

Jakoby, W. R. (Hrsg.) (1980) *Enzymic Basis of Detoxification*. 2 Bde. (New York: Academic Press).

Jakoby, W. R.; Bend, J. R.; Caldwell, J. (Hrsg.) (1982) *Metabolic Basis of Detoxification* (New York: Academic Press).

Timbrell, J. A. (1982) *Principles of Biochemical Toxicology* (London: Taylor & Francis).

Williams, R. T. (1959) *Detoxication Mechanisms* (London: Chapman & Hall).

3. Expositions- und Reaktionsformen

Expositionsformen

Toxikologisch sind prinzipiell zwei Expositionsbedingungen zu unterscheiden: die akute und die chronische Exposition. Eine akute Exposition ist ein Einzelereignis, bei dem eine bestimmte Substanzmenge, zum Beispiel die Überdosis eines Medikaments, in den Körper gelangt. Eine chronische Exposition liegt dagegen bei einer wiederholten Belastung mit einer Substanz vor, die sich im Körper anreichern oder eine zunehmend toxische Wirkung entfalten kann.

Die akute Toxizität tritt normalerweise frühzeitig nach einer akuten oder begrenzten Exposition auf; die chronische Toxizität kann sich dagegen in Vergiftungserscheinungen äußern, die erst viele Wochen, Monate oder sogar Jahre nach dem wiederholten Kontakt, eventuell auch nach einer akuten Exposition mit der betreffenden Substanz auftreten.

Expositionswege

Wie toxikologisch relevante Substanzen in den Körper gelangen, wurde bereits in Kapitel 2 ausführlich dargestellt. Die einzelnen Vergiftungswege sollen daher hier nur noch einmal kurz erwähnt werden. Der Magen-Darm-Trakt ist sicherlich die wichtigste Zutrittspforte für die meisten Medikamente, für Lebensmittelzusätze und -verunreinigungen, natürliche Produkte und andere potentiell giftige Stoffe. Das Einatmen, also die Aufnahme über die Lunge, ist vor allem in Industrieregionen von Bedeutung, und zwar sowohl innerhalb als auch außerhalb von Fabrikanlagen. Auch Pestizide können so beim Versprühen aufgenommen werden. An Industriestandorten, aber auch in Gebieten mit landwirtschaftlicher Nutzung, kommt außerdem noch der Resorption über die Haut eine gewisse Bedeutung zu.

Ort und Weg der Aufnahme in den Körper sind aus zwei Gründen wichtig:

1. Der Resorptionsweg entscheidet mit über die eventuelle systemische Toxizität (Kapitel 2);
2. Der Resorptionsort erlangt Bedeutung, wenn dort lokal Vergiftungserscheinungen auftreten.

Reizstoffe können je nach den lokalen Bedingungen am Resorptionsort Entzündungen hervorrufen. Asbestpartikel verursachen Schäden in der Lunge, da sie dort in die Zellen aufgenommen werden, nicht jedoch in nennenswerter Weise an der Haut. Die Haut ist wegen ihrer äußeren Schicht keratinhaltiger Zellen und ihrer geringen Resorptionsfähigkeit potentiell widerstandsfähiger.

Medikamente können auch noch auf anderen als den bislang erwähnten Wegen in den Körper gelangen: In der Humanmedizin ist vor allem an intravenöse und intramuskuläre Injektionen zu denken, während bei Versuchstieren Substanzen häufig intraperitoneal oder subkutan verabreicht werden. Die intravenöse und intraperitoneale Applikation führt zu einer schnellen Verteilung im ganzen Körper, während subkutane und intramuskuläre Injektionen normalerweise eine verzögerte Aufnahme zur Folge haben.

Arten toxischer Reaktionen

Ein biologisches System kann äußerst vielfältig auf ein Gift reagieren. Wie bereits im Abschnitt über die Dosis-Wirkungs-Beziehung erwähnt, ist der Tod einer Zelle oder des gesamten Organismus nur eine von vielen Möglichkeiten, und für den Tod selbst kann es auch wieder viele, recht spezifische Gründe geben. Im folgenden sollen die verschiedenen Reaktionen diskutiert werden. Detaillierte Beispiele finden sich dann in späteren Kapiteln.

Die wichtigsten Vergiftungsfolgen sind: Gewebeschäden und andere pathologische Veränderungen, biochemische Schädigungen, pharmakologische Effekte oder physiologische Veränderungen, Störungen der Fortpflanzungsfähigkeit und Fehlbildungen beim Ungeborenen, Schäden am genetischen Material (Mutationen), Förderung oder Auslösung von Krebserkrankungen (kanzerogene Effekte), Reizungen und Verätzungen sowie allergische Reaktionen.

Selbstverständlich gibt es Überschneidungen. Biochemische Effekte können beispielsweise Ursache für Gewebeschäden oder andere pathologische Veränderungen sein (Paracetamol, Kapitel 4; Schlangengifte, Kapitel 9). Ein direkter Gewebeschaden ist normalerweise die Folge der Zerstörung einzelner Zellen. Dies kann biochemische oder immunologische Gründe haben, bei vielen pathologischen Veränderungen ist der Mechanismus jedoch bis heute nicht bekannt. Dies gilt vor allem für die einzelnen Schritte zwischen der Reaktion des Giftes oder eines seiner Metaboliten mit den Zellbestandteilen und dem Beginn der degenerativen Veränderungen, die schließlich zum Tod der Zelle führen. Es gibt Beispiele besonders reaktiver Verbindungen, die mit Zellmembranen reagieren. Ist der Membranschaden groß genug, daß es zu einem schnellen Verlust von Zellbestandteilen und einem Einstrom extrazellulärer Ionen und anderer Substanzen kommt, so hat dies den sofortigen Zelltod zur Folge. Auch Gifte – beispielsweise Cyanid – greifen direkt in vitale Funktionen wie die Zellatmung ein und blockieren sie, was normalerweise den schnellen Zelltod zur Folge hat. Nicht alle Gifte wirken jedoch so schnell, bei Blei tritt der Zelltod zum Beispiel langsamer ein (Kapitel 8).

Biochemische Schädigungen können Ursache des Untergangs einzelner Zellen sein, sie können jedoch auch schlicht den Tod des gesamten Organismus verursachen, wenn vitale Funktionen wie die Atmung blockiert werden. Cyanid zum Beispiel verursacht das Absterben von Zellen, indem es die Elektronentransportkette in den Mitochondrien blockiert. Sauerstoff kann nicht mehr verwertet werden. Zellen in lebenswichtigen Organen sterben, was den Tod des ganzen Organismus zur Folge hat. Andere biochemische Läsionen sind reversibel. Die Bindung von Kohlenmonoxid an Hämoglobin muß zum Beispiel nicht unbedingt zum Tod einzelner Zellen oder des ganzen Organismus führen, in der Regel bleibt noch nicht einmal ein pathologischer Schaden (ausführliche Erörterungen zu Kohlenmonoxid und auch Ethylenglykol in Kapitel 10).

Bei pharmakologischen und physiologischen Vergiftungserscheinungen sind ganz bestimmte Körperfunktionen betroffen. Einige Gifte verursachen beispielsweise eine Blutdruckveränderung durch Reaktion mit β-Adrenorezeptoren oder durch Erweiterung beziehungsweise Verengung von Blutgefäßen. Auch derartige Reaktionen müssen sicherlich als toxisch bezeichnet werden, sobald sie außergewöhnlich stark ausfallen oder gar direkt lebensbedrohlich sind. Dies gilt auch, wenn sie bei Arbeitern auftreten, die zum Beispiel berufsbedingt einem Medikament ausgesetzt sind. Andererseits kann ein Blutdruckabfall andere Schädigungen nach sich ziehen, etwa ischämische Gewebeschäden, wenn der Blutfluß nicht mehr ausreicht (siehe die Intoxikationen durch Debrisoquin und Succinylcholin, Kapitel 4, und durch Tetrodotoxin und Botulinustoxin, Kapitel 9).

Allergische Reaktionen treten dann auf, wenn das Immunsystem des Körpers aktiviert wird. Ist ein Giftmolekül groß genug, um vom Immunsystem als fremd erkannt zu werden, so wirkt es als Antigen. Häufiger tritt es jedoch „nur" als sogenanntes Hapten in Aktion, das heißt es bindet zunächst mit an ein körpereigenes Makromolekül (in der Regel an ein Protein). Erst das so entstandene Produkt, häufig ein Konjugat aus Hapten und Protein, wird dann zum Antigen (Abbildung 3.1).

Eine immunologische Reaktion kann auf verschiedene Art und Weise ablaufen. Das Spektrum reicht von einer Verengung der Atemwege (Bronchokonstriktion) bis zur Zerstörung einzelner Zellen durch Komplementfaktoren. Eine immunologisch vermittelte Schädigung kann auf einer seltenen, in ihrer Ursache nicht bekannten Reaktion nach Kontakt mit einem Giftstoff beruhen, wie bei Halothan (Kapitel 4). Sie kann aber auch eine bekannte Nebenwirkung eines Medikaments hervorrufen (Hydralazin, Kapitel 4 oder Vinylchlorid, Kapitel 5). Stets sollte man daher daran denken, daß es auch andere Gründe für seltene, kausal nicht erklärbare Reaktionen auf Fremdstoffe geben kann, zum Beispiel die verringerte Fähigkeit, eine Verbindung zu metabolisieren (Debrisoquin, Kapitel 4).

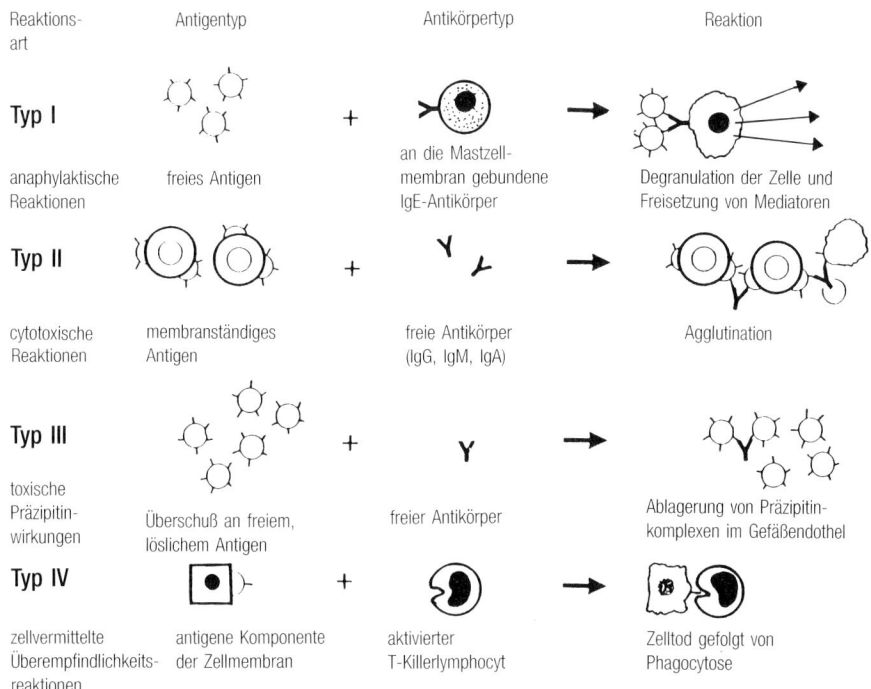

| Reaktions-art | Antigentyp | | Antikörpertyp | | Reaktion |

Typ I

anaphylaktische Reaktionen

freies Antigen

+ an die Mastzell-membran gebundene IgE-Antikörper → Degranulation der Zelle und Freisetzung von Mediatoren

Typ II

cytotoxische Reaktionen

membranständiges Antigen

+ freie Antikörper (IgG, IgM, IgA) → Agglutination

Typ III

toxische Präzipitin-wirkungen

Überschuß an freiem, löslichem Antigen

+ freier Antikörper → Ablagerung von Präzipitin-komplexen im Gefäßendothel

Typ IV

zellvermittelte Überempfindlichkeits-reaktionen

antigene Komponente der Zellmembran

+ aktivierter T-Killerlymphocyt → Zelltod gefolgt von Phagocytose

3.1 Effektormechanismen der Immunantwort. Bei dem Antigen handelt es sich normalerweise um ein fremdes Makromolekül, meistens ein Protein oder eine veränderte Zellmembran wie in Typ-IV-Reaktionen. Die meisten Fremdstoffe haben ein geringes Molekulargewicht und wirken selbst nicht direkt als Antigen. Sie können wie Haptene agieren, indem sie mit endogenen Proteinen reagieren und diese oder Zellmembranbestandteile verändern, und so Immunreaktionen hervorrufen. (Aus: W. C. Bowman; M. J. Rand, *Textbook of Pharmacology*, 2. Aufl., Blackwell Scientific Publishers, Oxford.)

Es gibt vier verschiedene Arten allergischer Reaktionen, die in diesem Buch jedoch nicht ausführlich erörtert werden (Abbildung 3.1). Typ-I-Reaktionen (anaphylaktische Reaktionen) können durch Substanzen wie die Industriechemikalie Toluoldiisocyanat hervorgerufen werden. Hierbei kommt es beim ersten Kontakt zunächst zur Sensibilisierung, erst weitere Expositionen lösen dann anaphylaktische Reaktionen mit einer Verengung der Luftwege bis hin zum Asthmaanfall aus. Auch Penicillin kann eine solche anaphylaktische Reaktion auslösen. Die Kontaktdermatitis gehört zu den Typ-IV-Reaktionen. Sie ist ein vor allem in der Industrie bei Exposition mit Nickel und Cadmium vorkommendes Problem.

Die meisten der durch Chemikalien hervorgerufenen Hautschädigungen hängen vermutlich mit direkten Reizungen zusammen. Hautschäden sind die häufigsten Verletzungen durch Industriechemikalien.

Die erste Reaktion auf eine isolierte Verletzung der Epidermis ist eine Entzündung. Eine akute Entzündung ist demzufolge die unmittelbare Reaktion auf Reizstoffe, verbunden mit einer Erweiterung der Blutgefäße, mit erhöhtem Blutfluß, Flüssigkeitsansammlung im Gewebe und einer Einwanderung von weißen Blutkörperchen. Auf diesen Prozessen beruhen die klassischen Entzündungserscheinungen Rötung, Erwärmung, Schmerz und Schwellung.

Ätzend wirkende Chemikalien wie Natriumhydroxid zerstören das Gewebe (Kapitel 10).

Die Teratogenität ist eine sehr spezifische Giftwirkung, bei der die Entwicklung des Embryos oder des Feten betroffen ist. Hierbei kann es zu einer funktionalen und strukturellen Fehlbildung des Feten und des aus ihm entstehenden Tieres kommen. In vielen Fällen ist dies eher Folge einer gestörten Entwicklung des Organismus als eine direkte Schädigung des Embryos oder des Feten – letzteres führt nämlich in der Regel zum Tod der Frucht und zu ihrer Abstoßung aus dem Mutterleib (Abort). Teratogene sind häufig für die Mutter relativ ungiftig, greifen jedoch auf irgendeine spezifische Art und Weise in ein ganz bestimmtes Entwicklungstadium des Embryos ein. Die über mögliche Fehlbildun-

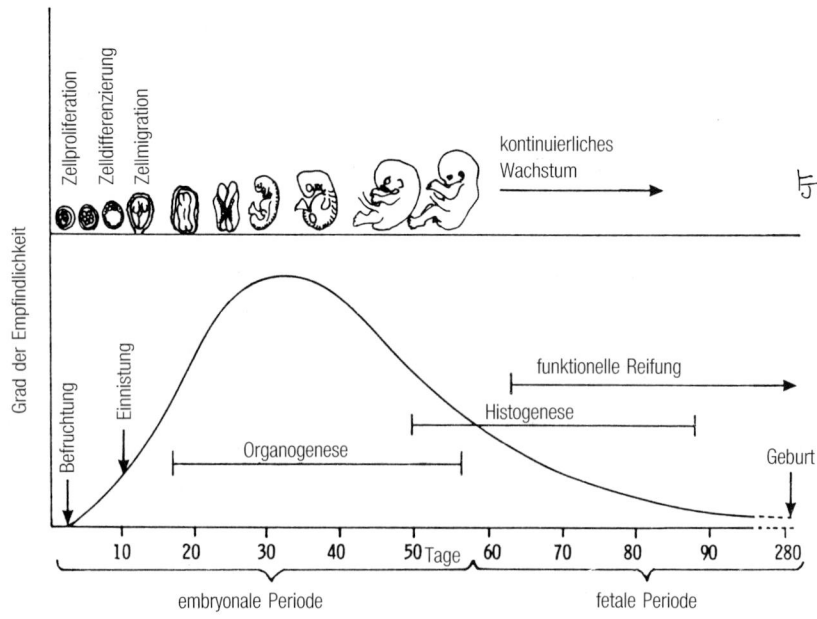

3.2 Die Stadien der Säugetierembryogenese; sie zeigen die Zeitabschnitte an, in denen die größte Empfänglichkeit für Teratogene besteht. (Aus: J. A. Timbrell, *Principles of Biochemical Toxicology*. Taylor and Francis, London 1982.)

gen entscheidende Größe ist daher der Zeitpunkt des Kontaktes mit einem Teratogen im Ablauf der einzelnen Schwangerschaftsphasen (Abbildung 3.2; Thalidomid, Kapitel 4).

Unter Mutagenität versteht man die Fähigkeit, das genetische Material einer Zelle zu schädigen. Der Schaden an der Desoxyribonucleinsäure (DNA) oder dem Chromosom wird dabei als Fehler im genetischen Code an die Tochterzelle oder die nächste Generation weitergegeben. Eine Substanz, die Chromosomenschäden verursacht, nennt man Klastogen. Es gibt viele Wege, auf denen eine Verbindung Mutationen bewirken kann. Es überrascht daher nicht, daß es bereits eine lange Liste der unterschiedlichsten Substanzen gibt, deren mutagene Effekte erkannt wurden. Die chemisch sehr reaktiven alkylierenden Substanzen können zum Beispiel direkt mit der DNA im Zellkern reagieren. Verbindungen wie Bromuracil werden während der Verdoppelung des genetischen Materials der Zelle in die DNA eingebaut. Die neu gebildete DNA ist dann fehlerhaft. Manche Verbindungen wie die natürlich vorkommenden Vinca-Alkaloide stören die Mitose und die Meiose, so daß es zu Fehlern bei der Zellteilung kommt. Bei Säugetieren können Mutationen in den Keimzellen zu angeborenen Fehlbildungen führen. Mutationen in somatischen Zellen (Körperzellen) sollen in vielen Fällen Krebstumoren zugrunde liegen.

Die Mehrzahl der Krebserkrankungen beim Menschen wird vermutlich durch chemische Kanzerogene hervorgerufen. Diese Aussage wird, so allgemein formuliert, zwar noch kontrovers diskutiert, es gibt aber schon viele Beispiele für Chemikalien, die im Tierversuch reproduzierbar Krebs verursachen. Unter „Kanzerogenität" versteht man eine Schadwirkung, die zu einem unkontrollierten Gewebewachstum führt. Kanzerogenität kommt in verschiedenen Formen vor, die sich nach der Bösartigkeit und der Art des betroffenen Gewebes unterscheiden. Die Entstehung von Krebs wird mittlerweile als mehrstufiger Prozeß verstanden, der – vereinfacht gesagt – gestartet werden muß („Initiation"), um dann weitergeführt werden zu können („Promotion"). Toxische Verbindungen können also dadurch kanzerogen wirken, daß sie in die genetische Kontrolle zellulärer Prozesse über eine Mutation eingreifen, wie alkylierende Substanzen, das Vinylchlorid und die Aflatoxine (Kapitel 5 und Kapitel 9).

Der einmal gestartete Prozeß wird dann entweder durch die gleiche Verbindung oder durch eine andere Substanz, der der Organismus ausgesetzt ist, weiter unterhalten. Hauttumoren können zum Beispiel bei Mäusen durch Auftragen eines polycyclischen Kohlenwasserstoffs wie Benzpyren (Initiator) hervorgerufen werden, dem die Applikation eines Phorbolesters als Promotor folgt. Nicht alle Kanzerogene sind allerdings auch Mutagene, wie die Beispiele von Ethionin und Asbest (Kapitel 5) zeigen. Bei der Erklärung der Kanzerogenität solcher Chemikalien müssen folglich auch Mechanismen berücksichtigt werden, die ohne Veränderungen des genetischen Materials ablaufen (sogenannte epigenetische Mechanismen). Ebenso sind auch nicht alle Mutagene gleich Kanzerogene. Dennoch ist die Korrelation zwischen Mutagenität und Kanzerogenität gut genug, um aus Mutagenitätstests abzuleiten, daß eine Substanz zumindest potentiell kanzerogen ist (Kapitel 11). Außerdem können aus Mutagenitätstests Hinweise auf Keimzellschäden abgeleitet werden, und damit Hinweise auf Schäden, die vererbt werden können.

Einige der hier beschriebenen toxischen Effekte können nach Durchführung von entsprechenden Toxizitätsstudien durch grobe pathologische Untersuchungen nach dem Tod oder durch histopathologische Untersuchungen entdeckt werden. Bei anderen gelingt dies auch mit klinisch-chemischen Analysen von Körperflüssigkeiten (Kapitel 11). Die Aufdeckung speziellerer Vergiftungserscheinungen wie der Mutagenität kann Spezialuntersuchungen nötig machen.

Literatur

Glaister, J. (1986) *Principles of Toxicological Pathology* (London: Taylor & Francis).

Greally, J. F.; Silano, V. (Hrsg.) (1983) *Allergy and Hypersensitivity to Chemicals. Proceedings of a Joint WHO/CEC Workshop, 1982* (Kopenhagen: WHO; Luxemburg: CEC).

Klaassen, C. D.; Amdur, M. O.; Doull, J. (Hrsg.) (1991) *Cassarett and Doull's Toxicology*. 5. Aufl. (New York: Macmillan).

Lu, F. C. (1985) *Basic Toxicology* (Washington, DC: Hemisphere).

4. Toxizität von Medikamenten

Es gibt keine sicheren Medikamente,
nur sichere Wege, sie zu einzusetzen.

Ärzte verabreichen Medikamente,
über die sie wenig wissen,
in unsere Körper,
über die sie noch weniger wissen,
um Krankheiten zu heilen,
über die sie gar nichts wissen.

Voltaire

Die meisten Menschen und auch viele Tiere werden früher oder später in ihrem Leben mit Medikamenten konfrontiert. Es ist das erklärte Ziel der Entwicklung von Medikamenten, daß diese Substanzen eine bestimmte biologische Aktivität entfalten. Auch wenn der Laie davon ausgeht, daß Medikamente vollkommen sichere Chemikalien sind, so ist es doch nicht überraschend, daß gelegentlich sogar toxische Effekte auftreten, vor allem dann, wenn Medikamente falsch angewendet werden. Nichtsdestotrotz haben Medikamente einen wesentlichen Beitrag zur Gesundheit des Menschen geleistet, und dies werden sie auch in Zukunft tun. Für diesen Fortschritt müssen wir ein gewisses Risiko in Kauf nehmen. Der Öffentlichkeit und wohl auch der Ärzteschaft wurde diese unerfreuliche Tatsache erst bei der durch das Schlafmittel Thalidomid ausgelösten Tragödie (der sogenannten Contergan-Affäre) richtig bewußt. Mehr noch als jedes andere Ereignis dürfte diese Affäre das Bewußtsein dafür geschärft haben, daß Medikamente potentiell toxische Chemikalien sind und daß sie deshalb besser geprüft und gesetzlich überwacht werden müssen. Das Problem der Fruchtschädigung durch Medikamente in der Schwangerschaft (die sogenannte Teratogenität) soll daher auch hier unter anderem am Beispiel Thalidomid dargestellt werden.

Es gibt viele verschiedene Formen der Toxizität von Medikamenten: unerwünschte Wirkungen oder Nebenwirkungen, die auch bei bestimmungsgemäßem Gebrauch auftreten; akute Vergiftungen bei Überdosierung; Reaktionen aufgrund individueller Veranlagungen, die zwar auch bei bestimmungsgemäßem Gebrauch, aber insgesamt doch selten auftreten; Wechselwirkungen mit anderen Medikamenten oder Substanzen, die gleichzeitig ein- oder aufgenommen werden; schließlich die chronische Toxizität, die bei langfristiger Applikation von Medikamenten oder bei gewohnheitsmäßigem Medikamentenmißbrauch zu beobachten ist.

Vergiftungen durch zu hohe Dosen von Medikamenten sowie durch versehentliche Einnahme gesundheitsschädlicher Substanzen stellen das Aufgabengebiet der klinischen Toxikologie dar, der Mißbrauch von Medikamenten, einschließlich ihres Einsatzes in Tötungsabsicht fällt dagegen in den Bereich des forensischen Toxikologen.

Die verschiedenen Mechanismen, die diesen Vergiftungsarten zugrunde liegen, können ebenfalls zusammengefaßt werden:

1. direkte und absehbare toxische Effekte aufgrund einer veränderten oder gehemmten Stoffwechsellage oder nach Überdosen;
2. toxische Effekte, die nach wiederholter Applikation therapeutischer Dosen auftreten und eine metabolische, pharmakologische und eventuell auch immunologische Ursache haben;
3. direkte, jedoch unvorhersehbare toxische Effekte, die bereits nach einer einzigen Dosis auftreten können und auf einer individuellen Stoffwechselanomalie oder einer pharmakodynamischen Reaktion beruhen;
4. toxische Effekte durch Wechselwirkungen mit anderen Pharmaka oder Substanzen, die die Verteilung oder die pharmakologischen Wirkungen des entsprechenden Medikamentes verändern.

Beispiele für einige medikamenteninduzierte Vergiftungserscheinungen werden in diesem Kapitel diskutiert.

Paracetamol

Die Einnahme einer Überdosis von Medikamenten ist heutzutage eine der verbreitetsten Methoden für einen Suizidversuch. In Großbritannien wird hierfür mit am häufigsten Paracetamol benutzt. Wenigstens 300 Tote pro Jahr sind auf Überdosen dieses Medikamentes zurückzuführen.

Paracetamol gehört zu den sogenannten kleinen Analgetika. Es ist eine sehr sichere Substanz, wenn die normale therapeutische Dosis von ein bis zwei Tabletten (500 Milligramm) nicht überschritten wird. Überdosen von 15 bis 20 Tabletten können jedoch einen zum Tode führenden Leberschaden verursachen. Glücklicherweise hat man mittlerweile den Mechanismus der Paracetamolvergiftung aufgeklärt. Dadurch ließ sich ein Behandlungsverfahren mit einem Gegengift entwickeln, durch das in vielen Fällen der Patient gerettet werden kann.

Paracetamol wird überwiegend durch Konjugation mit Schwefelsäure und Glucuronsäure verstoffwechselt. Nur ein kleiner Teil wird durch die mikrosomalen Monooxygenasen oxidiert (Abbildung 4.1). Dabei entsteht ein toxischer Metabolit, der jedoch normalerweise durch Reaktion mit Glutathion im Körper entgiftet wird (Kapitel 2). Tierexperimentelle Untersuchungen haben nun ergeben, daß es in diesem Stoffwechselprozeß nach Überdosen zu einigen Veränderungen kommt. Die Enzyme, welche die Konjugationen katalysieren, sind dann gesättigt. Ihre Cofaktoren, in erster Linie das Sulfat, erschöpfen sich. Die Folge ist, daß mehr Paracetamol oxidiert wird und so der Anteil des toxischen Metaboliten zunimmt. Ist schließlich auch das in der Leber verfügbare Glutathion verbraucht, reagiert der toxische Metabolit mit Leberproteinen. Es kommt zu einer direkten Schädigung des Gewebes, die zur Lebernekrose führt.

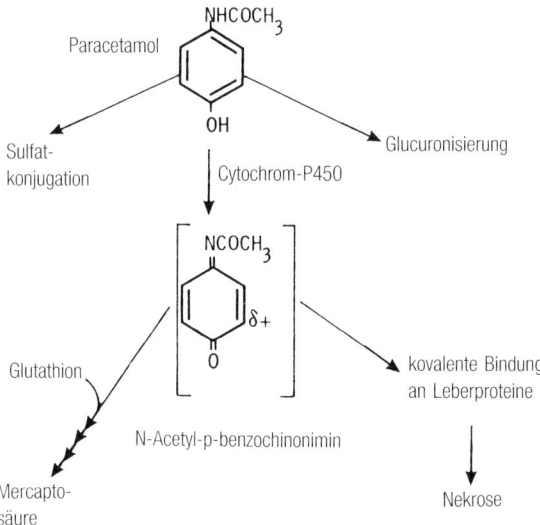

4.1 Metabolisierung des Schmerzmittels Paracetamol. (Aus: J. A. Timbrell, *Principles of Biochemical Toxicology*. Taylor and Francis, London 1982.)

Diesem Mechanismus zufolge muß ein wirksames Gegengift entweder das Glutathion regenerieren oder durch eine andere Substanz ersetzen. Gegenwärtig stellt die orale oder intravenöse Applikation von N-Acetylcystein die Therapie der Wahl dar. Gelingt die Gabe von N-Acetylcystein binnen zehn bis zwölf Stunden nach der Einnahme einer Überdosis Paracetamol, kann der tödliche Leberschaden in der Regel verhindert werden.

Eine ganze Reihe weiterer Substanzen wird ebenfalls für Selbstmordversuche benutzt, zum Beispiel Aspirin, Beruhigungsmittel (Tranquillantien), Barbiturate und Opiate. Sie führen zu den verschiedensten Vergiftungserscheinungen. Spezifische Gegengifte sind für die meisten nicht bekannt. Man hilft sich mit unterstützenden Maßnahmen und – wo dies möglich ist – mit forcierter Elimination aus dem Körper (zum Beispiel Diurese, Hämodialyse).

Hydralazin

Als nächstes soll ein Medikament betrachtet werden, das bereits in normalen therapeutischen Dosen toxisch wirkt und bei einer beträchtlichen Zahl von Patienten zu unerwünschten Wirkungen führt. An diesem Beispiel kann besonders deutlich das Zusammenwirken mehrerer Faktoren bei der Entwicklung einer unerwünschten Wirkung beziehungsweise beim Vorliegen einer besonderen Empfindlichkeit für das Medikament demonstriert werden.

Hydralazin, ein zur Behandlung von Bluthochdruck eingesetztes Medikament, kann ein als Lupus erythematodes bezeichnetes Syndrom hervorrufen, das eine gewisse Ähnlichkeit mit der rheumatoiden Arthritis aufweist. Als das Medikament in den fünfziger Jahren eingeführt wurde, wurde es in einer relativ hohen Dosierung angewendet. Die unerwünschte Wirkung trat dadurch häufig auf: Bei über zehn Prozent der Patienten kam es zu einem Lupus erythematodes. In der Folge wurde das Medikament immer weniger eingesetzt. Niedrigere Dosen in Kombination mit anderen blutdrucksenkenden Mitteln verbesserten jedoch auch wieder die Verträglichkeit. Allerdings zeigt eine neuere Untersuchung, daß auch unter diesen Bedingungen ein Lupus erythematodes noch immer real bei 6,7 Prozent der behandelten Patienten auftritt, was nach wie vor unakzeptabel hoch ist. In jüngster Zeit hat man mehrere Faktoren identifizieren können, die Patienten für die Entwicklung eines Lupus erythematodes empfänglich machen. Hierzu gehören:

- die Dosis,
- der Acetyliererphänotyp,
- der HLA-Typ,
- das Geschlecht und
- die Therapiedauer.

Jeden dieser Faktoren wollen wir im folgenden einzeln betrachten.

Die Dosis

Die Bedeutung der Dosis wurde bereits erwähnt. Bei Tagesdosen von ungefähr 800 Milligramm schien ein Lupus erythematosus häufiger aufzutreten als unter 200 Milligramm und weniger, der heute üblichen Dosis. Unlängst erschien eine Arbeit, die die Beziehung zur Dosierung noch deutlicher machte: Während unter Tagesdosen von 50 Milligramm kein Fall von Lupus erythematodes berichtet wurde, betrug die Inzidenz dieser unerwünschten Arzneimittelwirkung unter 100 Milligramm täglich 5,4 Prozent und unter 200 Milligramm täglich 10,4 Prozent.

Der Acetyliererphänotyp

Hydralazin wird durch Acetylierung verstoffwechselt, eine Phase-2-Reaktion des Arzneistoffwechsels bei Fremdstoffen mit einer Amino-, einer Sulfonamid- oder einer Hydrazingruppe (Kapitel 2). Diese Acetylierungsreaktion wird beim Menschen genetisch kontrolliert. Man kann schnelle und langsame Acetylierer unterscheiden. Zu einem Lupus erythematodes unter Hydralazin kommt es fast ausschließlich bei langsamen Acetylierern. Da Hydralazin im Stoffwechsel acetyliert wird, erscheint es logisch, daß die durch den Acetyliererphänotyp bedingten Unterschiede bei der Metabolisierung des Medikamentes für die Entwicklung des Syndroms verantwortlich sind. Bei langsamen Acetylierern könnten zum Beispiel größere Mengen der unveränderten Substanz erhalten bleiben und eine immunologische Reaktion in Gang

89

setzen. Alternativ könnte bei den langsamen Acetylierern auch ein anderer Stoffwechselweg größere Bedeutung erlangen (Abbildung 4.2). Einige Hinweise sprechen für die letztere Möglichkeit. Am ehesten kommen hierfür durch Monooxygenasen katalysierte Oxydationen in Frage.

Der HLA-Typ

Patienten, die von einem Lupus erythematodes befallen werden, tragen mit einer größeren Wahrscheinlichkeit Gewebsantigene vom HLA-Typ DR4 als solche Personen, bei denen das Syndrom nicht auftritt. Genauer gesagt, 60 Prozent der Patienten mit hydralazininduziertem Lupus erythematodes werden als HLA DR4 typisiert, während dieser HLA-Typ nur bei 27 Prozent der Gesamtbevölkerung gefunden wird. Welche Rolle, wenn überhaupt, der HLA-Typ bei der Entwicklung des Syndroms spielt, ist noch unbekannt. Es ist aber nicht ausgeschlossen, daß er lediglich eine Art Marker ist, der in irgendeiner Beziehung zu einem Gen steht, das an der Veranlagung für diese Erkrankung beteiligt ist.

4.2 Metabolisierung des antihypertensiven Medikaments Hydralazin. (Aus: J. A. Timbrell *Principles of Biochemical Toxicology*, Taylor and Francis, London 1982.)

Das Geschlecht

Bei Frauen tritt ein Lupus erythematodes als Hydralazinnebenwirkung doppelt so oft auf als bei Männern. Ein neuerer Bericht beschreibt drei Jahre nach Therapiebeginn unter einer Tagesdosis von 200 Milligramm sogar eine Inzidenz von 19,4 Prozent bei Frauen gegenüber nur 4,9 Prozent bei Männern. Zur Zeit gibt es für diesen Geschlechtsunterschied keine Erklärung. Es gibt auch keinerlei Anzeichen für Geschlechtsunterschiede beim Acetyliererphänotyp, beim HLA-Typ oder irgendwo im Stoffwechsel.

Die Therapiedauer

Zu erwähnen bleibt noch die Dauer der Therapie mit Hydralazin. Im Durchschnitt muß das Medikament offensichtlich 18 Monate angewendet werden, damit sich das Syndrom entwickeln kann.

Mit Blick auf diese Faktoren ist der hydralazininduzierte Lupus erythematodes ein besonders interessantes Beispiel für eine unerwünschte Arzneimittelwirkung. An Hand der bekannten Risikofaktoren kann statistisch geschätzt werden, mit welcher Wahrscheinlichkeit das Syndrom auftreten wird. Der HLA-Typ DR4 wird bei etwa 27 Prozent der Bevölkerung gefunden, ungefähr die Hälfte sind Frauen, in Großbritannien stellen langsame Acetylierer etwa 50 Prozent der Bevölkerung. Eine ausreichend hohe Dosis und lange Behandlungsdauer vorausgesetzt, würde dies eine Inzidenz von mindestens sieben Prozent der Gesamtbevölkerung erwarten lassen. Gesicherte Zahlen sind nur schwer zu ermitteln. Wie aber bereits erwähnt liegt nach neueren Erhebungen die Gesamtinzidenz bei Männern und Frauen bei ungefähr zehn Prozent. Man kann die Risikofaktoren aber auch von der anderen Seite her betrachten: Eine Frau, die ein langsamer Acetylierer ist und zum HLA-Typ DR4 gehört weist ein hohes Risiko für die Entwicklung eines Lupus erythematodes auf, wenn eine ausreichende Menge des Medikamentes verabreicht wird. Das heißt aber nichts anderes, als daß diese unerwünschte Arzneimittelwirkung leicht vermieden werden könnte, wenn Patienten, die Hydralazin bekommen sollen, zuvor auf ihren HLA- und Acetyliererphänotyp hin untersucht würden.

Der Mechanismus der Hydralazintoxizität ist gegenwärtig nicht bekannt. Die Vergiftungssymptomatik zeigt allerdings deutliche Zeichen einer immunologischen oder allergischen Reaktion.

Halothan

Ein Beispiel für eine sehr seltene, nur bei besonders veranlagten Personen auftretende Nebenwirkung bietet das viel verwendete Anästhetikum Halothan. In einer Häufigkeit von 1:10000 bis 1:100000 treten schwere Leberschäden auf. Sehr viel häufiger wird eine, allerdings nur leichte Funktionsstörung beobachtet, die wahrscheinlich auf einem anderen Mechanismus beruht.

Es gibt einige Riskofaktoren, deren Vorliegen die Gefahr einer Leberschädigung durch Halothan erhöhen:

- wiederholte Halothannarkosen, die den Patienten gegen das Anästhetikum zu sensibilisieren scheinen;
- das Geschlecht: Frauen sind 1,8mal häufiger betroffen als Männer;
- Übergewicht: In einer Untersuchung waren 68 Prozent der Betroffenen übergewichtig;
- Allergien: Bei einem Drittel der Betroffenen waren aus der Anamnese Allergien bekannt.

Der Lebertoxizität von Halothan scheint ein immunologischer Mechanismus zugrunde zu liegen. Durch Halothan oder eines seiner Stoffwechselprodukte werden Bestandteile von Leberzellmembranen verändert, gegen die bei wiederholter Exposition Antikörper gebildet werden. Die daraus resultierende immunologische Reaktion unter Beteiligung von Killerlymphocyten richtet sich gegen die Leberzellen des Patienten, zerstört sie und leitet so eine Hepatitis ein (Abbildung 4.3.)

Die häufigere, leichte Leberfunktionsstörung kommt vermutlich durch eine direkte toxische Wirkung eines Halothanmetaboliten zustande. Über das Antigen und den toxischen Metaboliten ist derzeit nichts Genaueres bekannt. Einiges deutet jedoch darauf hin, daß an der schweren, aber seltenen Reaktion ein Metabolit des oxidativen Stoffwechsels – etwa Trifluoressigsäure – beteiligt ist, während die direkte Leberzellschädigung durch ein Produkt des reduktiven Stoffwechselweges verursacht wird (Abbildung 2.21).

Für Halothan gilt dasselbe wie für Hydralazin: Die Berücksichtigung von Risikofaktoren, bei Halothan in erster Linie wiederholte Expositionen, sollte es möglich machen, die Häufigkeit des Auftretens bestimmter unerwünschter Arzneimittelwirkungen zu senken.

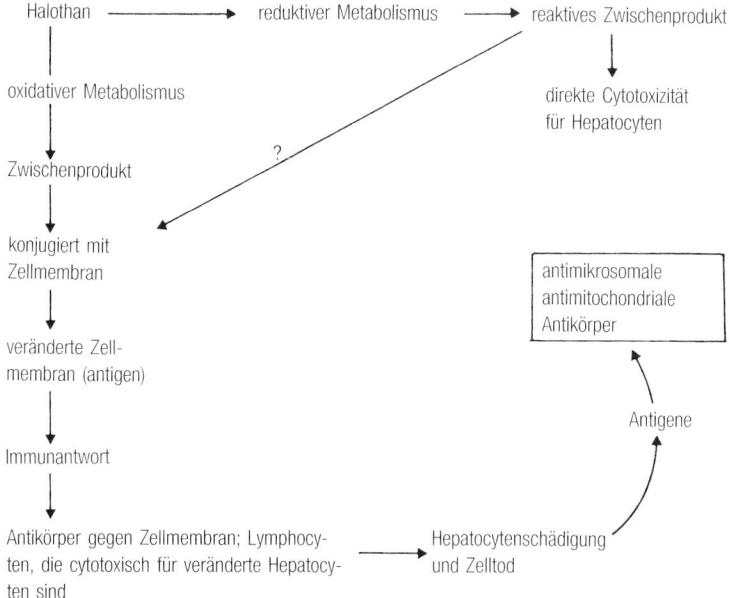

4.3 Vermuteter Mechanismus der Hepatotoxizität des Anästhetikums Halothan. (Aus: J. A. Timbrell *Drug Hepatotoxicity.* In: *Br. J. Clin. Pharmacol.* 15 (1983) 3–14. Nachdruck mit freundlicher Genehmigung.)

Bei allen bisher erwähnten Beispielen wurde Gewebe entweder direkt oder über einen immunologischen Mechanismus toxisch geschädigt, mit der Folge von pathologischen Läsionen. Das nächste Beispiel illustriert eine unerwünschte Arzneimittelwirkung, bei der ein pharmakologischer Effekt zusammen mit einem genetischen Faktor eine Rolle spielt.

Debrisoquin

Debrisoquin ist ein selten eingesetztes Medikament gegen hohen Blutdruck. Seine blutdrucksenkende Wirkung weist von Patient zu Patient ausgeprägte Schwankungen auf. Nach der üblicherweise empfohlenen therapeutischen Dosis kann das Medikament bei einigen wenigen Menschen mit einer besonderen genetischen Veranlagung eine übersteigerte pharmakologische Wirkung auslösen, nämlich einen übermäßig starken

Blutdruckabfall. Ungefähr sechs bis acht Prozent der weißen Bevölkerung Großbritanniens weisen die dafür notwendige genetische Disposition auf und verstoffwechseln Debrisoquin nur sehr langsam (sogenannte schlechte Metabolisierer). Sie haben einen Defekt in der Monooxygenase, die Debrisoquin in Position vier hydroxyliert. Dies ist die zentrale Reaktion im Stoffwechsel von Debrisoquin (Abbildung 4.4). Die schlechten Metabolisierer scheinen eine Variante des entsprechenden Cytochrom-P450-Isoenzyms zu besitzen, das bei der Durchführung dieser Hydroxylierung relativ ineffektiv ist. Da über diese

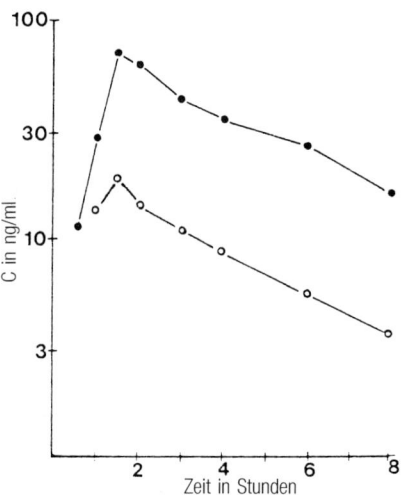

4.4 Metabolisierung des antihypertensiven Medikaments Debrisoquin. (Aus: J. A. Timbrell *Principles of Biochemical Toxicology*, Taylor and Francis, London 1982.)

4.5 Die Plasmakonzentration (C) von Debrisoquin nach einer einzigen oralen Verabreichung (10 mg) an Personen des starken (○) und schwachen (●) Metabolisiererphänotyps. (Daten aus: Sloan et al. *Br. J. Clin. Pharmacol.* 15 (1983) 443.)

Reaktion aber im wesentlichen die Elimination des Medikaments aus dem Körper verläuft, haben diese Patienten nach einer normalen therapeutischen Dosis wesentlich höhere Konzentrationen des unveränderten Medikaments im Plasma als normale Patienten. Da Debrisoquin selbst und nicht irgendein Metabolit für die blutdrucksenkende Wirkung verantwortlich ist, kommt es zu einem übermäßigen Blutdruckabfall (Abbildung 4.5). Dies ist ein weiters Beispiel für eine bei einem kleinen Teil der behandelten Patienten unerwartet auftretende Toxizität. In diesem Fall dürfte die Ursache im Arzneistoffwechsel aber recht klar sein.

Auch eine toxische Wirkung von Succinylcholin ist genetisch bedingt. Hier besitzen ebenfalls einige Menschen eine Enzymvariante, die den Arzneistoff nur sehr langsam abbauen kann. Succinylcholin ist ein Muskelrelaxans, das normalerweise sehr schnell durch Hydrolyse inaktiviert wird (Abbildung 2.12). Seine Wirkdauer ist entsprechend kurz. Bei Menschen mit einem Defekt des die Hydrolyse katalysierenden Enzyms Cholinesterase hält die Muskelrelaxation wegen des verlangsamten Abbaus länger an.

Thalidomid (Contergan)

Thalidomid erlangte traurige Berühmtheit durch die Fehlbildung von Gliedmaßen bei Kindern, deren Mütter während der Schwangerschaft das Medikament eingenommen hatten. Heute ist die Teratogenität von Thalidomid für den Menschen allgemein anerkannt. Das Thalidomid-Unglück war wohl das erste bekanntgewordene Beispiel einer medikamenteninduzierten Toxizität. Auf dieses Unglück gehen letztlich die heute üblichen Sicherheitsprüfungen von Medikamenten zurück. Daher kommt ihm eine besondere Bedeutung zu.

Thalidomid ist ein Beruhigungsmittel, das manchmal gegen morgendliche Übelkeit in der Schwangerschaft eingesetzt wurde. Thalidomid galt als relativ ungiftig. Schließlich konnte jedoch eine sehr seltene aber charakteristische Fehlbildung der Gliedmaßen, die sogenannte Phokomelie, bei der Arme und Beine des Kindes verkürzt sind, in Zusammenhang mit der Einnahme des Medikamentes durch schwangere Frauen gebracht werden, und zwar mit der Einnahme von Thalidomid zwischen dem 24. und 29. Schwangerschaftstag. Zunächst konnten die Verstümmelungen im Tierversuch an Ratten und Kaninchen nicht nachvollzogen werden, auch waren sie nicht in den begrenzten, vom Hersteller durchgeführten Toxizitätsstudien aufgefallen. Bis heute ist nicht bekannt, warum und wie sie entstehen. Thalidomid ist ein instabiles Molekül, aus dem eine ganze Reihe polarer Metaboliten entstehen, die Derivate des Glutamins und der Glutaminsäure sind. Der letztlich für die Toxizität verantwortliche Metabolit konnte aber noch nicht identifiziert werden.

Thalodimid ist ein außergewöhnlich starkes Teratogen. Da es jedoch für die Mütter selbst und auch in Tierversuchen nur eine sehr geringe Toxizität aufwies, wurde es als Arzneimittel zugelassen und bei schwangeren Frauen angewandt. Als Ursache der Fehlbildungen wurde Thalidomid erst identifiziert, als einem aufmerksamen Arzt der Zusammenhang zwischen den äußerst ungewöhnlichen Fehlbildungen und der Einnahme des Medikamentes auffiel.

In der Literatur können noch viele weitere Beispiele für unerwünschte Arzneimittelwirkungen gefunden werden. Der interessierte Leser sei hierfür auf die Zitate am Ende des Kapitels verwiesen.

Wechselwirkungen zwischen Arzneimitteln

Arzneimittelwechselwirkungen sind ein sehr wichtiges Problem, besonders da die Vielfalt der angebotenen und die Zahl der gleichzeitig verschriebenen Medikamente ständig zunimmt. Obwohl sich Apotheker wie Ärzte der Gefahr möglicher Wechselwirkungen bewußt sein sollten, kommt es noch immer zu neuen und unerwarteten Wechselwirkungen.

Es gibt mehrere Möglichkeiten für das Zustandekommen derartiger Wechselwirkungen. Der Stoffwechsel eines Medikamentes kann durch ein anderes beeinflußt werden, ein Medikament kann in die Verteilung eines anderen eingreifen oder die pharmakologische Wirkung verändern.

Viele Medikamente greifen dadurch in den Stoffwechsel eines anderen Pharmakons ein, daß sie die Enzyme, die für seine Metabolisierung verantwortlich sind, stimulieren oder hemmen (Kapitel 2). Das bekannteste Beispiel hierfür sind die Barbiturate. Phenobarbital induziert beispielsweise die Monooxygenasen und verändert dadurch die Geschwindigkeit oder auch den Stoffwechselweg anderer Medikamente, so daß deren Toxizität zunehmen kann. Überdosen von Paracetamol haben schlimmere Folgen, wenn zuvor solche Enzyminduktoren genommen wurden, da der toxische Stoffwechselweg über die mikrosomalen Monooxygenasen verstärkt wird (siehe oben). Die Induktion von Enzymen kann den pharmakologischen oder den toxischen Effekt aber auch verringern. Das Tuberkulostatikum Rifampicin, das ebenfalls mikrosomale Enzyme induziert, verstärkt den Abbau empfängnisverhütender Steroidhormone, was manchmal zu unerwünschten Schwangerschaften führen kann. Ob die Toxizität eines bestimmten Medikamentes erhöht oder verringert wird, hängt im Einzelfall von den jeweiligen Medikamenten und Mechanismen der Vergiftungserscheinungen ab.

Aus der Veränderung der Verteilung eines Medikamentes durch ein anderes ergeben sich ebenfalls gängige Arzneimittelwechselwirkungen. Häufig wird eine Substanz aus ihrer Bindungsstelle verdrängt, typischerweise aus der Bindung an Plasmaproteine. Ein bekanntes Beispiel ist die Verdrängung des gerinnungshemmenden Warfarins aus seiner Plasmaproteinbindung durch Phenylbutazon, einem Entzündungshemmer. Die dadurch erhöhten Plasmakonzentrationen von Warfarin bewirken eine zu starke Gerinnungshemmung und schließlich Blutungen.

Der Glucose-6-phosphat-Dehydrogenase-Mangel

Vergiftungserscheinungen durch Medikamente können ebenso wie verstärkte pharmakologische Reaktionen durch individuelle Überempfindlichkeiten zustande kommen. Das wohl bekannteste Beispiel hierfür ist die akute, durch Medikamente hervorgerufene hämolytische Anämie aufgrund eines Mangels an dem Enzym Glucose-6-phosphat-Dehydrogenase (G6PD). Dieses Enzym, das im Intermediärstoffwechsel beim Pentosephosphatzyklus eine wichtige Rolle spielt, sorgt für ausreichende NADPH-Konzentrationen in den roten Blutkörperchen.

Das NADPH wird wiederum benötigt, um die Konzentration des reduzierten Glutathions aufrechtzuerhalten.

$$GSSG + NADPH + H^+ \rightarrow 2GSH + NADP^+$$
$$Glucose\text{-}6\text{-}phosphat + NADP^+ \xrightarrow{G6PD} 6\text{-}Phosphogluconat + NADPH$$

So werden die roten Blutkörperchen vor oxidierenden Substanzen geschützt, zum Beispiel den Metaboliten bestimmter Medikamente.

Bei Patienten mit diesem besonderen genetischen Defekt entwickelt sich eine akute hämolytische Anämie, wenn sie Arzneimittel wie das Malariamedikament Primaquin einnehmen oder anderen Substanzen wie zum Beispiel Anilinderivaten ausgesetzt werden. Rohe Saubohnen (*Vicia faba*) enthalten ebenfalls eine Substanz, die bei entsprechend empfindlichen Personen eine solche hämolytische Anämie auslöst, daher kommt die Bezeichnung Favismus für dieses Krankheitsbild.

Die fehlende G6PD-Aktivität hat ihre Ursache in fehlerhaften Enzymvarianten, nicht in einem gänzlichen Fehlen des Enzyms. Diese fehlerhaften Enzymvarianten werden offensichtlich rascher abgebaut als normale G6PD. Dies ist besonders bei reifen roten Blutkörperchen wichtig, die keinen Zellkern besitzen und nicht in der Lage sind, zerstörte Proteine zu ersetzen. Die roten Blutkörperchen der betroffenen Personen können im Labor durch Inkubation mit geeigneten Medikamenten provoziert werden. Die Zellen platzen dann auf, ihr Glutathiongehalt ist niedriger als in Zellen unempfindlicher Personen. Der dafür verantwortliche genetische Defekt ist auf dem X-Chromosom lokalisiert, das heißt, er wird geschlechtsgebunden vererbt, wenngleich die Vererbungslinie trotzdem nicht einfach ist. Fünf bis zehn Prozent der männlichen Schwarzen sind Träger dieses Defektes und erleiden eine akute hämolytische Anämie, wenn sie Medikamente wie Primaquin einnehmen. Die höchste Inzidenz findet sich mit 53 Prozent unter den männlichen sephardischen Juden in Kurdistan. Da G6PD-Mutanten mit verringerter Aktivität in Malariagebieten häufiger auftreten, scheinen sie ihre Träger vor der Krankheit zu schützen (Selektionsvorteil). Es gibt viele chemische Verbindungen, die bei empfindlichen Individuen eine hämolytische Anämie auslösen können. Bei einigen dieser Substanzen müssen zunächst reaktive Metaboliten gebildet werden, bei anderen nicht.

Der Mißbrauch von Medikamenten, Alkohol und bestimmten leicht flüchtigen Lösungsmitteln nimmt in unserer Gesellschaft ständig zu, folglich sieht man auch immer häufiger durch diesen Mißbrauch verursachte Vergiftungserscheinungen. Es ist weithin bekannt, daß der wiederholte Gebrauch gewisser Medikamente eine Gewöhnung zur Folge hat, in manchen Fällen sogar zur Abhängigkeit führt. Oft sind es bereits die mit der Abhängigkeit verbundenen sozialen und hygienischen Konsequenzen, die indirekt den Ausbruch von Krankheiten fördern und den frühen Tod des Betroffenen zur Folge haben. In anderen Fällen kommt es zu direkten, pathologisch faßbaren Schäden. Kokain schädigt zum Beispiel die Leber und zerstört die Nasenschleimhaut, wenn es geschnupft wird. Die toxischen Effekte des chronischen Alkoholmißbrauchs sind ebenso bekannt wie die Gefahren des Tabakrauchens. Alkohol und Tabak sind Drogen, die abhängig machen und bei weitem mehr Schaden an der Volksgesundheit als die harten Drogen Heroin und Kokain verursachen. Durch den Drogenmißbrauch wird die menschliche Gesundheit auch indirekt geschädigt. Unter dem Einfluß von Drogen und Medikamenten kommt es zu Verkehrsunfällen, werden Kinder mißhandelt. Auch die Verbreitung des AIDS-Virus über das Injektionsbesteck von Drogenabhängigen muß hier erwähnt werden.

Literatur

Davies, D. M. (Hrsg.) (1977) *Textbook of Adverse Drug Reactions* (Oxford: Oxford University Press).

Dukes, M. N. G. (Hrsg.) (1977) *Side Effects of Drugs Annual* (Amsterdam: Excerpta Medica).

Dukes, M. N. G. (Hrsg.) (1980) *Meyler's Side Effects of Drugs*. 9. Aufl. (Amsterdam: Excerpta Medica).

Gorrod, J. W. (Hrsg.) (1979) *Drug Toxicity* (London: Taylor & Francis).

Griffin, J. P.; D'Arcy, P. (1986) *Iatrogenic Diseases* (Oxford: Oxford University Press).

Weck, A. L. de; Bundgaard, H. (Hrsg.) (1983) *Allergic Reactions to Drugs* (Berlin: Springer).

5. Industrielle Toxikologie

Berufskrankheiten gibt es, seit der Mensch in großem Umfang Handwerk betreibt; während der Industriellen Revolution traten sie dann häufiger auf. Manche dieser Krankheiten waren in der Bevölkerung sehr bekannt, und sie tragen immer noch ihre ursprünglichen, landläufigen Namen. Berufskrankheiten waren und sind von großer sozialer, wirtschaftlicher und medizinischer Bedeutung. Viele Berufe bergen ein gewisses Krankheitsrisiko – manchmal für eine ganze Reihe von Krankheiten. Besonders der Bergbau war stets ein gefährlicher Beruf; Bergbauarbeiter leiden häufig an einer Steinstaublunge (Silikose), während Asbestarbeiter an Asbestose und Mesotheliomen erkranken können. Arbeiter in der Papier- und Druckindustrie entwickeln häufig Hautkrankheiten. Ein Mann verbringt ungefähr ein Drittel seines Lebens am Arbeitsplatz. Die dortigen Bedingungen können daher für seine Gesundheit ausschlaggebend sein. Obwohl sich die Arbeitsbedingungen während der letzten hundert Jahre stark verbessert haben, bergen einige Berufe immer noch große Gefahren – trotz gesetzlicher Auflagen und Bemühungen, die Bedingungen zu verbessern.

Mittlerweile werden viele tausend chemische Substanzen industriell verwendet – von Metallen und anorganischen Verbindungen bis hin zu komplexen organischen Chemikalien. Für die Beschäftigten besteht daher die Gefahr einer Exposition. Glücklicherweise wird diese häufig sehr gering gehalten, indem die Chemikalien in geschlossenen Systemen gehalten werden, so daß die Arbeiter mit den Substanzen nicht in Kontakt kommen – dies ist jedoch nicht immer der Fall. In den Ländern der

Dritten Welt, von denen sich manche industriell sehr schnell entwickeln, sind die Expositionsraten höher; dort sind Berufskrankheiten dementsprechend häufiger als in den hochentwickelten Ländern. Die Exposition mit toxischen Verbindungen am Arbeitsplatz ist also noch eine durchaus existente Gefahr. Darüber hinaus kann es auch an hervorragend gesicherten Arbeitsplätzen zu Unfällen kommen, die zu einer starken Chemikalienexposition führen.

Expositionsformen

Wie bei der Exposition in der Umwelt kann auch die Exposition am Arbeitsplatz über drei Hauptwege stattfinden: die orale Aufnahme, die Inhalation und die Resorption nach Hautkontakt. Die häufigsten Expositionsarten sind jedoch Inhalation und Hautkontakt. Gase, Dämpfe, Aerosole, flüchtige Lösungsmittel und andere Flüssigkeiten sowie Stäube und Fasern können so mit der Haut und den Lungen in Berührung kommen. Die Substanzen können entweder resorbiert werden oder lokale toxische Effekte hervorrufen.

Toxische Effekte

Die durch Industriechemikalien hervorgerufenen toxischen Effekte können chronisch oder akut sein. Die Inhalation großer Lösungsmittelmengen kann akut zu einem Erstickungszustand, zu Bewußtlosigkeit oder zum Tod führen. Das Einatmen von großen Mengen stark reizender Substanzen wie Methylisocyanat kann unverzüglich zu einem asthmatischen Anfall infolge Bronchokonstriktion, zu Lungenödemen und somit zum Tod führen. Beide pulmonalen (die Lungen betreffenden) Effekte sind eher lokal als systemisch. Diese Akutwirkungen sind normalerweise eine Folge der hohen Schadstoffkonzentrationen während eines Unfalls und treten daher wohl weniger häufig auf als die chronischen Berufskrankheiten, sie können jedoch eine chronische Toxizität zur Folge haben.

Die Inhalation von Chemikalien, wie von industriellen Gasen, Metalldämpfen oder organischen Lösungsmitteln, kann zu einer Reizung oder Schädigung der Atemwege führen, die akut oder chronisch verläuft. Krebs oder chronische Atemwegserkrankungen können die Folge sein. In der akuten Phase können Reizungen und allergische Reaktionen auftreten. Die Resorption von Substanzen über die Lunge erfolgt schnell und effizient und kann systemische Effekte hervorrufen, etwa Lösungsmittelnarkosen oder Nierenschäden durch Metallsalze wie Urandioxid.

Die Exposition der Haut mit manchen toxischen Substanzen am Arbeitsplatz kann lokale Reizungen hervorrufen, während andere Verbindungen zu einer Kontaktdermatitis oder anderen chronischen Hautkrankheiten führen. Manche Substanzen werden über die Haut resorbiert und rufen an anderen Stellen des Körpers toxische Effekte hervor. Das Insektizid Parathion, zum Beispiel, kann – nachdem es über die Haut resorbiert wurde – zu tödlichen Vergiftungen führen.

Die Haut und die Atmungsorgane werden – wie zu erwarten – am häufigsten durch Industriechemikalien geschädigt. Die häufigste Berufskrankheit ist die Dermatitis. Sie ist in Großbritannien für mehr Krankheitstage verantwortlich als alle anderen anerkannten Berufskrankheiten zusammen. Eine Dermatitis kann viele Ursachen haben, einschließlich der Exposition mit organischen und anorganischen Chemikalien. Chemische Substanzen können direkt reizend, aber auch sensibilisierend wirken. Manchmal ähneln sich die Symptome und erinnern zum Beispiel an eine beginnende Entzündung. Die Anzahl primär reizender Substanzen ist sehr groß. Es handelt sich um chemische Substanzen wie Säuren, Basen, Metalle und Lösungsmittel sowie feste organische und anorganische Chemikalien. Sie schädigen die Haut auf unterschiedliche Weise: Lösungsmittel entfetten die Haut, während Säuren und Basen Hautproteine denaturieren.

Sensibilisierende Substanzen führen über einen immunologischen Mechanismus zu einer Kontaktdermatitis. Die Chemikalie kann die Epidermis passieren, mit Proteinen wie Keratin reagieren und so ein Antigen produzieren. Dieses „fremde" Antigenprotein führt dann zur Sensibilisierung von T-Lymphocyten, das heißt einer zellvermittelten Immunreaktion (Abbildung 3.1). Eine erneute Exposition mit der Substanz ruft dann eine allergische Reaktion hervor. Es gibt eine große Zahl verschiedener Klassen von Chemikalien, die sensibilisierend wirken (Tabelle 5.1).

Nickel und seine Salze führen häufig zu einer Kontaktdermatitis (Nickelallergie), die aus einer berufsbedingten oder einer Exposition

Tabelle 5.1: Verschiedene hautsensibilisierende Substanzen

Art	Chemische Klasse/Beispiel
Farbbestandteile	Anilinverbindungen
Farben	*p*-Phenylendiaminderivate
Fotoentwickler	Hydrochinon
Antioxidantien	*o*- und *p*-Toluidin
Insektizide	organische Phosphorverbindungen
Harze	Urethan
Teerkohlederivate	Anthracen
Sprengstoffe	Pikrinsäure
Metalle	Nickel, Chrom

mit nickelhaltigem Schmuck resultiert. Die Sensibilisierung kann auch einer Inhalationsexposition folgen, wobei sie zu einem systemischen Effekt wie Asthma führen kann. Toluoldiisocyanat ist eine in der Industrie viel verwendete, die Atemwege sensibilisierende Substanz.

Manche Verbindungen, etwa die chlorierten Kohlenwasserstoffe, verursachen berufsbedingte Akne (Chlorakne), die von einer erhöhten Produktion von Keratin und Verstopfung der Poren herrührt.

Vinylchlorid

Vinylchlorid ist der Ausgangsstoff für die Produktion des allgegenwärtigen Polyvinylchlorids (PVC). Viele Arbeiter waren diesem Kunststoff im Laufe ihres Arbeitslebens (potentiell) ausgesetzt. Die Sicherheitsvorschriften waren für die Produktionsabläufe in den Fabriken damals noch nicht so streng wie heute und wurden wohl auch nicht immer eingehalten. In manchen Fällen mußten Arbeiter die Reaktionsgefäße in regelmäßigen Abständen von innen reinigen, obwohl sie noch beträchtliche Reste von Vinylchlorid enthielten. Bei manchen Arbeitern führte dies zu einer akuten Lösungsmittelnarkose. Der daraus folgende chronisch toxische Effekt war nicht so offensichtlich: Die schlimmste Schädigung, ein als Hämangiosarkom bekannter Lebertumor, trat sehr selten auf und wurde in epidemiologischen Studien nur an Arbeitern dieses Industriezweiges beobachtet. Diese bösartige Wucherung von Endothelien der Blutgefäße entwickelte sich im allgemeinen nur bei

Arbeitern, die sehr hohen Konzentrationen von Vinylchlorid ausgesetzt waren.

Hämangiosarkome der Leber wurden inzwischen auch in Versuchstieren hervorgerufen. Die Hygiene- und Sicherheitsvorschriften für den Umgang mit Vinylchlorid sind nun strenger.

Eine chronische Exposition mit Vinylchlorid führt zum sogenannten Raynaud-Syndrom („Vinylchloridkrankheit"), das mit Hautveränderungen, Veränderungen der Handknochen, Leberschäden und in manchen Fällen Hämangiosarkomen verbunden ist. Die Knochenveränderungen treten aufgrund ischämischer Schäden nach Degeneration und Verschluß kleiner Blutgefäße auf. Die Leber kann fibrotisch werden. Es wurde vermutet, daß die „Vinylchloridkrankheit" immunologische Ursachen besitzt, da sich Immunkomplexe im Gefäßepithel befinden und Komplementaktivierung auftritt.

Die toxischen Effekte von Vinylchlorid können teilweise aus metabolischen Aktivierungen resultieren, da es zu den reaktiven Zwischenprodukten (Intermediären) Chlorethylenoxid und Chloracetaldehyd metabolisiert wird. Diese alkylieren die DNA, was zu Krebs führen kann (Abbildung 2.16). Das reaktive Zwischenprodukt kann auch mit anderen Makromolekülen reagieren und so direkt oder über eine immunologische Reaktion die beobachteten Gewebeschäden verursachen.

Aus diesem Beispiel kann man die Lehre ziehen, daß die Sicherheitsvorschriften in Fabriken sehr streng befolgt werden müssen und daß Studien an Versuchstieren sehr wichtig sind, um sowohl eine potentielle Toxizität als auch den eventuell zu erwartenden toxischen Effekt abzuschätzen – am besten, bevor der Mensch den betreffenden Substanzen ausgesetzt ist. Diese Art industrieller Probleme ließ zumeist die in den westlichen Ländern geltenden Gesetze entstehen, die sich mit Industriechemikalien befassen. In Großbritannien müssen zum Beispiel alle Chemikalien, die in größeren Mengen als einer Tonne produziert werden, auf ihre Toxizität getestet werden (Kapitel 11), und es werden strenge Hygienevorschriften für Industriechemikalien am Arbeitsplatz entwickelt. In der Bundesrepublik müssen Grenzwerte eingehalten werden, die als MAK-Werte (MAK = maximale Arbeitsplatzkonzentration) bekannt sind.

Cadmium

Cadmium ist ein Metall, das in der Industrie vielfach in Legierungen, Beschichtungen, Batterien sowie in Pigmenten für Tinten, Farben, Plastik, Gummi und Emaille eingesetzt wird. Cadmium ist extrem giftig. Die Hauptgefahr geht von einer Inhalation von metallischem Cadmium oder Cadmiumoxid aus. Eine orale Aufnahme ist selten, und die Resorption über den Darm ist gering, wohingegen bei Inhalation bis zu 40 Prozent der Dosis resorbiert werden können. Cadmium besitzt viele toxische Effekte: Bei chronischer Exposition schädigt es vor allem die Nieren, bei akuter Exposition die Hoden, obwohl dies beim Menschen selten aufgrund einer beruflichen Exposition auftritt.

Nierenschäden können auch nach einmaliger Dosis als verspäteter Effekt auftreten, und zwar wegen der Akkumulation von Cadmium als Komplex mit dem Protein Metallothionein in den Nieren. Metallothionein ist ein Protein mit niedrigem Molekulargewicht, das am Transport von Metallen im Körper beteiligt ist. Da es chemisch dem Zink ähnelt, induziert eine Cadmiumexposition die Produktion von Metallothionein. 80 bis 90 Prozent des Cadmiums werden *in vivo* an dieses Protein gebunden. Der Cadmium-Metallothionein-Komplex wird in die Nieren transportiert, dort durch den Glomerulus ausgeschieden und von den proximalen tubulären Zellen rückresorbiert. In diesen Zellen bauen Proteasen den Komplex ab und setzen so Cadmium frei, das die Zellen schädigen oder mit freiem Metallothionein rekombinieren kann.

Hodenschädigungen mit Nekrose, Degeneration und dem vollständigen Verlust der Spermatozoen treten innerhalb weniger Stunden nach einer einzigen Exposition mit Cadmium auf. Der Mechanismus läuft über einen Effekt auf das Gefäßsystem der Hoden. Cadmium vermindert die Durchblutung des Hodengewebes: Daraus resultiert eine ischämische Nekrose aufgrund des Sauerstoff- und Nährstoffmangels. In diesem Fall wirkt das Cadmium hauptsächlich indirekt, indem es einen physiologischen Parameter beeinflußt.

Die Halbwertszeit von Cadmium liegt im Körper zwischen sieben und 30 Jahren; es wird über die Nieren ausgeschieden – bevorzugt dann, wenn sie bereits geschädigt sind.

Nach einer akuten Inhalation können Lungenreizungen und -schäden gemeinsam mit Symptomen wie Durchfall und Übelkeit auftreten. Eine chronische inhalative Exposition kann ein Emphysem hervorrufen, bevor Nierenschäden beobachtet werden können. Cadmium kann auch den Calciumstoffwechsel negativ beeinflussen. Der daraus resultierende Calciumverlust führt zu Osteoporose und brüchigen Knochen. Dieses Phänomen ist als „Itai-Itai-Krankheit" (japanisch *itai* für „aua") bekannt. Die Krankheit trat in Japan bei Frauen auf, die mit Cadmium kontaminierten Reis gegessen hatten.

Aromatische Amine

Aromatische Amine werden vielfach in der Gummi- und Farbenindustrie eingesetzt. Sie verursachen verschiedene toxische Effekte. β-Naphthylamin, das früher in der Gummiindustrie verwendet wurde, ist eines der wenigen Kanzerogene, die beim Menschen Blasenkrebs verursachen. Es wird seit 1949 nicht mehr in der Industrie eingesetzt. Die ersten Fälle von Blasenkrebs durch aromatische Amine wurden 1895 bei deutschen Anilinfarbenarbeitern diagnostiziert. Eine Reihe verschiedener aromatischer Amine wird industriell eingesetzt, von denen manche zumindest bei Tieren kanzerogen wirken (Abbildung 5.1). β-Naphthylamin ist jedoch intensiv erforscht und soll daher hier als Beispiel dienen. Es wird angenommen, daß bei dem dem Blasenkrebs zugrundeliegenden Mechanismus metabolische Prozesse eine Rolle spielen. β-Naphthylamin wird am Stickstoffatom hydroxyliert. Die hieraus entstehende Hydroxylgruppe wird an Glucuronsäure konjugiert (Abbildung 2.26). Wird das Konjugat in den Urin abgegeben, so zerfällt

5.1 Strukturen einiger kanzerogener aromatischer Amine. 2-Naphthylamin (1); Benzidin (2); 4,4′-Diaminodiphenylmethan (DADPM) (3); 3,3′-Dichlor-4,4′-Diaminodiphenylmethan [4,4′-Methylen-bis-(2-chloranilin), MBOCA] (4).

es aufgrund des sauren Milieus und es entsteht ein reaktiver Metabolit, der dann mit zellulären Makromolekülen, beispielsweise DNA, reagieren kann.

Neueren Erkenntnissen zufolge ist vermutlich der Acetyliererphänotyp bei durch aromatische Amine hervorgerufenem Blasenkrebs von Bedeutung. Die Acetylierung ist ein Entgiftungsweg für diese Verbindungen (Abbildung 5.2). Folglich sind langsame Acetylierer einer größeren Menge aromatischer Amine ausgesetzt als schnelle.

Andere industriell eingesetzte Amine, die bei Tieren Krebs erzeugten, sind 3,3'-Dichlor-4,4'-diaminodiphenylmethan [4,4'-Methylenbis-(2-chloranilin), MBOCA], Benzidin, o-Toluidin, 4-Aminobiphenyl und 4,4'-Diaminodiphenylmethan (DADPM) (Abbildung 5.1). Letzteres war für eine Gelbsuchtepidemie in Großbritannien verantwortlich, die als Epping-Gelbsucht bekannt wurde. Eine Lösung der Chemikalie war auf der Ladefläche eines Lastwagens ausgelaufen, in dem später Mehlsäcke transportiert wurden. Dieses Mehl war mit der Substanz kontaminiert; Personen, die Brot aus diesem Mehl aßen, erkrankten an Gelbsucht. DADPM verursacht in Nagetieren eher Leber- als Blasentumoren. Das Zielorgan aromatischer Amine scheint von Spezies zu Spezies zu variieren: Bei Nagetieren treten zumeist Lebertumoren auf, während es bei Hunden häufiger zu Blasenkrebs kommt.

Arbeiter, die beruflich aromatischen Aminen ausgesetzt sind, sollten sowohl cytologische Untersuchungen des Urins als auch andere Analysen vornehmen lassen.

Anilin, das am einfachsten aufgebaute aromatische Amin, verursacht eine Methämoglobinämie, somit bei akuter Exposition eine Cyanose. Nach chronischer Exposition kann, von einer leichten Cyanose begleitet, eine Anämie auftreten.

5.2 Die Acetylierung von 2-Naphthylamin.

Asbest

Die mit einer Asbestexposition zusammenhängenden Berufskrankheiten zeigen, daß auch chemisch inerte Substanzen äußerst toxisch wirken können. Die Bezeichnung „Asbest" deckt eine Gruppe von faserigen, chemisch unterschiedlichen Silikatmineralien ab. Sie werden in der Industrie vielfach aufgrund ihrer Hitzebeständigkeit und als Isolationsmaterial verwendet. Chrysotil (weißer Asbest) ist die am häufigsten verwendete Form und ist biologisch relativ inert. Krokydolith (blauer Asbest) hingegen, eine häufige Verunreinigung des weißen Asbest, ist ganz besonders schädlich, da es sowohl Mesotheliome als auch Bronchialkarzinome (beides Lungenkrebse) hervorrufen kann.

Es wurde geschätzt, daß in Großbritannien bis zu 2000 bis 3000 und in den USA 10000 asbestbedingte Todesfälle jährlich in dem Zeitraum zwischen 1983 bis 2013 auftreten können. Allein in Großbritannien waren mehr als 400 Todesfälle auf ein Mesotheliom zurückzuführen – diese Krebsform wird ausschließlich mit einer Asbestexposition verknüpft. Zu einer intensiven Exposition kommt es normalerweise in asbestverarbeitenden Betrieben, oder wenn Asbest als Isolationsmaterial verwendet wird, zum Beispiel in Kraftwerken oder in Kriegsschiffen des Zweiten Weltkrieges. In jüngerer Zeit waren Arbeiter potentiell Asbest ausgesetzt, wenn Gebäude abgerissen wurden, in denen Asbest verbaut worden war. Asbest wurde außerdem häufig in Bremsbelägen verwendet. Die Allgemeinbevölkerung ist ihm auch über die Nahrung und das Trinkwasser ausgesetzt. So wurde Asbest in Filtern verwendet und kann sich daher, besonders in Bergbaugebieten, im Trinkwasser befinden. Die toxikologische Relevanz dieses Expositionsweges ist zur Zeit noch unbekannt, es wurden jedoch schon Tumoren des Magen-Darm-Traktes nach einer inhalativen Asbestexposition beschrieben.

Eine inhalative Asbestexposition kann zu folgenden Krankheiten führen:

- Asbestose oder interstitieller Lungenfibrose;
- gutartigen Lungenkrankheiten;
- Bronchialkrebs und
- malignem Mesotheliom.

Die Asbestose ist eine dosisabhängige Krankheit, die eine starke Exposition über einen längeren Zeitraum erfordert. Asbestfasern können in fibrotischen Arealen der Lunge und des Sputums gefunden werden.

Die Atemwege werden durch vermehrte Kollagenbildung verengt. Die Asbestfasern werden mit einer Schicht aus eisenhaltigen Proteinen überzogen. Die Krankheit entwickelt sich über verschieden lange Zeiträume, wobei die Atemnot immer schlimmer wird. Die Lungenfunktion sollte ständig hinsichtlich ihrer Vitalkapazität untersucht werden, da eine ständige Verringerung derselben die Auswirkungen einer Asbestexposition anzeigen kann.

Obwohl Asbest chemisch inert ist, sind die Fasern cytotoxisch und lysieren rote Blutkörperchen. Die Länge der Fasern scheint ein wichtiger Faktor für ihre Toxizität zu sein – Fasern von zehn bis 20 Mikrometern verursachen eine Fibrose – kürzere nicht. Dies ist so, weil die Makrophagen die langen Fasern nicht vollständig phagocytieren können. Eine Schädigung der Makrophagenzellmembran und der Austritt von Enzymen sind die Folge. Diese Enzyme und andere Zellbestandteile können bei der Entwicklung einer Fibrose eine Rolle spielen. Normalerweise kann die Lunge schädliche Partikel entfernen. Bei den langen Asbestfasern geschieht dies jedoch nicht. Sie werden auch, wie bereits erwähnt, von den Makrophagen nicht hinreichend eliminiert. Auch ein immunologischer Mechanismus spielt hier eine Rolle: Asbestfasern verursachen nach ihrer Aufnahme eine Veränderung der Zelloberfläche der Makrophagen, was eine Veränderung der Rezeptoren für den Komplementfaktor C3 und die IgG-Antikörper bewirkt. Außerdem werden die Proteine der Komplementkaskade aktiviert.

Bronchialkarzinome können nach verlängerter Exposition mit Asbest auftreten. Ungefähr die Hälfte aller Arbeiter entwickelt sie. Ebenso wichtig wie die Dosis und die Dauer ist auch die Art der Exposition. Der Gebrauch von Asbestfasern – zum Beispiel in Textilien, wo Asbestfasern einer bestimmten Größe verwendet werden – ist wahrscheinlich für die Entwicklung der Krankheit wichtig.

Das Mesotheliom ist eine seltene Krebsform des Brustfells, die nur mit einer Asbest-, insbesondere (wenn auch nicht ausschließlich) mit einer Krokydolithbelastung in Verbindung gebracht werden kann. Krokydolith aus dem Nordwesten der südafrikanischen Kap-Provinz ist gefährlicher als jenes aus dem Transvaal. Eine längere Exposition mit großen Asbestmengen ist für die Entwicklung eines Mesothelioms nicht erforderlich. Es entwickelte sich auch bei Personen, die Asbest nicht berufsbedingt ausgesetzt waren. Obwohl die Latenzzeit für gewöhnlich lang ist – normalerweise 30 Jahre nach der Exposition – führt die Krankheit, wenn sie einmal festgestellt wurde, häufig eher innerhalb von Monaten als Jahren zum Tod. Der Tumor kann sich schließlich auch auf die Lunge ausdehnen und sie manchmal einkapseln.

Die Mechanismen, die der durch Asbest hervorgerufenen Krebserkrankung zugrundeliegen, sind noch unbekannt, sie scheinen jedoch keine gentoxischen Mechanismen zu enthalten. Tierversuche sowie Beobachtungen an Menschen haben gezeigt, daß Asbestfasern Mesothelkrebs hervorrufen. Im Gegensatz zu anderen chemischen Kanzerogenen wird Asbest *in vivo* nicht metabolisiert oder aktiviert. Ist es jedoch einmal im Gewebe vorhanden, so verbleibt es dort, obwohl sich die Fasern von den Atemwegen zu der Brusthöhle bewegen. Schon eine kurzfristige Belastung mit großen Mengen von Asbest kann daher ausreichen, um ein Mesotheliom hervorzurufen. Die Größe der Fasern scheint ein kritischer Faktor zu sein: Fasern von 0,3 Mikrometern Durchmesser und fünf Mikrometern Länge sind die aktivsten. Auch die Dauer der Exposition in Bezug auf die Fasern in der Atemluft ist wichtig. Inzwischen wurden auch noch andere Faktoren entdeckt. Zwischen Rauchen und Asbest könnte ein synergistischer Effekt für die Induktion einer pulmonalen Kanzerogenese bestehen.

Gesetzgebung

In Großbritannien, den Vereinigten Staaten und den meisten anderen westlichen Industrieländern bestehen Gesetze, die Grenzwerte für toxische Substanzen am Arbeitsplatz vorschreiben. Diese Grenzwerte werden unter anderem auf der Basis epidemiologischer Daten beim Menschen und von Tierversuchen aufgestellt. Um eine entsprechende Anpassung zu ermöglichen, ist ein Monitoring des Berufsumfeldes erforderlich. Die experimentelle Beweisführung für toxische Effekte schließt normalerweise die Bestimmung einer Dosis-Wirkungs-Beziehung und des NOEL in Versuchstieren mit ein. Begrenzte Studien, zum Beispiel für die hautreizenden und sensibilisierenden Effekte von Lösungsmitteln, können manchmal auch an freiwilligen Versuchspersonen durchgeführt werden – unter sorgfältig kontrollierten Bedingungen und nach ethischen Überlegungen.

Die zulässige Exposition mit einer Substanz wird in Deutschland durch den bereits erwähnten MAK-Wert festgelegt. Er wird auf der Basis der an einem normalen Arbeitstag auftretenden Exposition aufgestellt, wenn die Toxizität einer Verbindung in Versuchstieren bekannt ist und so eine geschätzte Sicherheitsgrenze besteht. Solche Expositionsgrenzen am Arbeitsplatz, die nicht überschritten werden sollten, werden in der Bundesrepublik von der MAK-Kommission der Deutschen Forschungsgemeinschaft (DFG) oder von Behörden festgelegt. Da Berufskrankheiten immer noch auftreten, ist zu vermuten, daß sich manche Betriebe nicht an die Grenzwerte halten oder daß Sicherheitsvorschriften wie das Tragen von Masken nicht eingehalten werden. Leider ist die Entwicklungsdauer mancher Krankheiten (zum Beispiel Krebs) sehr lang, daher können Krankheiten erst viele Jahre nach der eigentlichen, kritischen Exposition auftreten, als die Sicherheitsvorschriften noch nicht so streng wie heute waren.

Diese lange Latenzzeit bedeutet auch, daß es oft schwer ist, Berufskrankheiten überhaupt als solche zu identifizieren, da der Epidemiologe sie nur dann aufdecken kann, wenn sie einerseits ausreichend selten auftritt, andererseits in einer bestimmten Bevölkerungsgruppe ausreichend häufig vorkommt. In Großbritannien fordern neue Gesetze, daß alle neuen Chemikalien, die noch nicht durch bestehende Gesetze abgedeckt sind (Arzneimittel und Pestizide), toxikologisch getestet werden – ihnen ausgesetzte Personen können also auf eventuelle toxische Effekte untersucht werden. Darüber hinaus ermöglicht das Gesetz, Gefahren zu identifizieren, so daß Kontrollmessungen, zum Beispiel eine entsprechende Klassifizierung, durchgeführt werden können. Dennoch werden zweifellos weiterhin Berufskrankheiten aus einer Jahre zurückliegenden Exposition entstehen. Auch neue und unerwartete toxische Effekte können auftreten.

Literatur

Anderson, K. E.; Scott, R. M. (1981) *Fundamentals of Industrial Toxicology* (Ann Arbor, Mich.: Ann Arbor Science).

Hamilton, A.; Hardy, H. L. (1983) *Industrial Toxicology* (Bristol: J. Wright & Sons).

Hunter, D. (1978) *The Diseases of Occupations*. 6. Aufl. (London: Hodder & Stoughton).

Lauwerys, R. R. (1991) Occupational toxicology. In: *Cassarett and Doull's Toxicology*. Hrsg.: C. D. Klaassen; M. O. Amdur; J. Doull. 5. Aufl. (New York: Macmillan).

Patty's Industrial Hygiene and Toxicology (1978), Bde. 1–111. 3. Aufl.
   (New York: John Wiley).
Waldron, H. A. (1985) *Lecture Notes on Occupational Medicine*.
   3. Aufl. (Oxford: Blackwell).

6. Zusatzstoffe und Schadstoffbelastungen von Lebensmitteln

Unsere Nahrung enthält viele verschiedene Substanzen; manche sind natürlich, einige werden absichtlich zugesetzt, und wieder andere sind aufgrund einer Belastung vorhanden.

Der Nahrung absichtlich hinzugefügte Substanzen, die „Lebensmittelzusatzstoffe", sind keineswegs eine so neue Erfindung, wie häufig angenommen wird. Schon lange verwendet man Salz als Konservierungsmittel und Gewürze, um den Geschmack von Lebensmitteln zu verbessern. Die routinemäßige Behandlung von Lebensmitteln hat allerdings erst vor kurzem das jetzige Ausmaß erreicht. Zur Zeit werden ungefähr 2500 Lebensmittelzusatzstoffe verwendet.

Der derart weitverbreitete Gebrauch von Lebensmittelzusatzstoffen wird mittlerweile von einigen Toxikologen mehr und mehr in Frage gestellt, besonders, da die Langzeiteffekte der fraglichen Substanzen häufig nicht bekannt sind. Die Allgemeinbevölkerung steht dem Gebrauch mancher dieser Substanzen mittlerweile kritisch gegenüber. Dies veranlaßte die Lebensmittelhersteller, Nahrungsmittel ohne Zusatzstoffe herzustellen oder nur „natürliche" Farbstoffe zu verwenden. In Tabelle 6.1 werden Gruppen von Lebensmittelzusatzstoffen aufgeführt, die entsprechend ihrer Verwendung eingeteilt wurden. Für jede Gruppe wird eine Substanz als Beispiel angegeben. Hier wird deutlich, daß es außer den Farb- und Konservierungsstoffen noch andere Arten von Zusatzstoffen gibt, deren Funktion weniger offensichtlich ist. In Europa erhalten erlaubte Lebensmittelzusatzstoffe eine Nummer, die E-Nummer, die auch auf der Lebensmittelverpackung aufgeführt ist.

Tabelle 6.1: Verschiedene Klassen von Lebensmittelzusatzstoffen mit Beispielen

Farbstoffe	Tartrazin
Antioxidantien	butyliertes Hydroxytoluol
Stabilisatoren	pflanzliche Gummis
Trennmittel	Magnesiumcarbonat
Aromastoffe	Zimtaldehyd
Konservierungsstoffe	Natriumnitrat
Emulgatoren	Polyoxyethylensorbitfettsäureester
Säuren/Laugen	Citronensäure
Puffer	Carbonate
Bleichmittel	Benzoylperoxid
Treibmittel	Distickstoffmonoxid (Lachgas)
Süßstoffe	Saccharin
Geschmacksverstärker	Natriumglutamat

Konservierungsstoffe erfüllen einen deutlichen Zweck für die Volksgesundheit, indem sie das Wachstum von Bakterien und die Schimmelbildung einschränken. Das bekannteste Beispiel ist die bakterielle Lebensmittelvergiftung durch Salmonellen. Konservierungsstoffe verlangsamen die biologische und chemische Zersetzung und ermöglichen so eine längere Haltbarkeit des Lebensmittels. Dagegen nützen Farbstoffe und andere den Lebensmitteln zugesetzte Stoffe dem Konsumenten oft weniger als dem Hersteller. Der häufigste für ihren Gebrauch angeführte Grund ist die erhöhte Attraktivität eines Lebensmittels. Viele Konsumenten wurden jedoch skeptisch und verlangen zusatzstofffreie Nahrung oder den Gebrauch von „natürlichen" Zusätzen. Obwohl dies viele Konsumenten befriedigt, die an die grundsätzliche Ungefährlichkeit natürlicher Substanzen glauben, können natürliche Produkte doch mindestens so giftig sein wie synthetische (Kapitel 9). Jeder „natürliche" Lebensmittelzusatzstoff muß individuell eingeschätzt werden.

So wie Konservierungsstoffe können auch andere Zusatzstoffe nützliche Funktionen haben, zum Beispiel reduzieren künstliche Süßstoffe die Zuckeraufnahme von Menschen, die an Übergewicht oder Diabetes leiden.

Wie Tabelle 6.1 zeigt, umfassen Lebensmittelzusatzstoffe viele chemische Stoffklassen – von den einfachen, als Konservierungsstoff verwendeten anorganischen Verbindungen wie Natriumnitrat bis zu komplexen organischen Molekülen (Tartrazin, Abbildung 2.23), die als Farb- und Aromastoffe eingesetzt werden.

In der Vergangenheit wurden unwissentlich toxische Lebensmittelzusatzstoffe eingesetzt, beispielsweise Buttergelb (4-Dimethylamino-
benzol), das zum Färben von Butter verwendet wurde und sich als
Kanzerogen herausstellte, das in Versuchstieren Lebertumoren verursachen kann.

Lebensmittelzusatzstoffe müssen auf ihre Toxizität getestet werden,
bevor sie verwendet und Menschen ihnen ausgesetzt werden. Diese
Tests bestehen normalerweise aus einer lebenslangen Exposition von
Versuchstieren mit verschiedenen Konzentrationen der fraglichen Substanz. Die maximale Konzentration ist dabei um ein Vielfaches höher
als die erwartete Aufnahme beim Menschen. Solche Tests haben jedoch
nur eine beschränkte Aussagekraft, da Versuchstiere nicht die gleichen
Verhaltensweisen und Immuneffekte wie der Mensch zeigen. Auch Resorption, Verteilung und Stoffwechsel können unterschiedlich verlaufen. Werden Versuchstieren relativ große Mengen einer Substanz
verabreicht, so kann dies zu einer Anreicherung führen, da die Stoff-
wechsel- oder Ausscheidungswege gesättigt werden können. Dieses
Problem trat bei Saccharin auf. Die Interpretation toxikologischer Daten wird so erschwert. Obwohl die vom Menschen konsumierten
Mengen von Lebensmittelzusatzstoffen sehr klein sein können, kann
ihre Aufnahme ein ganzes Leben – und somit chronisch – oder eher
sporadisch erfolgen. Dies ist in Versuchstieren schwer zu simulieren.

Zur Zeit gibt es wenige zuverlässige Daten über die Toxizität von
Lebensmittelzusatzstoffen für den Menschen. Das öffentliche Interesse
ist jedoch sehr groß, und es gab viele einzelne Berichte über Probleme in
Zusammenhang mit Lebensmittelzusatzstoffen, insbesondere allergische Reaktionen.

Das Ausmaß solcher Probleme für die Gesamtbevölkerung ist unklar, da sich die meisten Daten auf Patienten mit Symptomen wie
Urtikaria (Nesselsucht) beziehen. Bis zur Hälfte dieser Patienten können auf Lebensmittelzusatzstoffe reagieren, allerdings zeigen die Daten
große Abweichungen. Es können auch Wechselwirkungen zwischen
Zusatzstoffen untereinander und mit natürlichen, die Nahrung bela-
stenden Verbindungen auftreten, wie zwischen Salicylaten und Tartrazin (siehe unten). Dennoch wurden manche Substanzen von der Liste
der erlaubten Zusatzstoffe gestrichen, da Tierversuchsdaten eine Toxizität anzeigten. Ein Beispiel hierfür ist das bereits erwähnte Buttergelb.
Ein neueres Beispiel ist das der künstlichen Süßstoffe Cyclamat und
Saccharin (siehe unten). Bei beiden wurden Tierversuchsdaten als toxische Nebenwirkungen interpretiert, worauf sie in den Vereinigten
Staaten verboten wurden.

Tartrazin

Ein bekanntes Beispiel für einen Lebensmittelzusatzstoff, der zur Zeit verwendet wird und Probleme beim Menschen hervorrufen kann, ist der in Europa als E102 bezeichnete Lebensmittelfarbstoff Tartrazin. Er ist einer der am meisten eingesetzten Farbstoffe und wird in Unverträglichkeitsstudien, besonders als Bestandteil von Medikamenten, am häufigsten genannt. Tartrazin ist ein orangefarbenes Pigment, das zum Färben von Getränken wie Orangensaft, aber auch von vielen anderen Lebensmitteln und pharmazeutischen Präparaten eingesetzt wird. Hyperaktivität bei Kindern sowie Urtikaria und andere Hautreizungen sind toxische Effekte, die Tartrazin zugeschrieben werden.

Die kindliche Hyperaktivität ist schwer zu diagnostizieren und von einer „Unruhe" zu unterscheiden, die auf Hunger, Langeweile oder unangemessene Behandlung durch Erwachsene zurückzuführen sein kann. Ob Lebensmittelzusatzstoffe dieses Syndrom verursachen, wird kontrovers diskutiert. Manchen Studien zufolge trat eine Besserung auf, wenn zu Diäten wie der Diät nach Feingold übergegangen wurde – einer Ernährung, die frei von künstlichen Farb- und Aromastoffen ist. Andere Studien zeigten dies nicht. Eine Doppelblindstudie an 15 hyperaktiven Kindern wies bei einer Feingold-Diät eine gewisse Besserung nach. Zwar könnte eine grundsätzliche Änderung der Ernährungsgewohnheiten für Verhaltensänderungen verantwortlich gemacht werden, eine andere Doppelblindstudie, die objektive Beobachtungen in Labor und Klassenzimmer einsetzte, konnte jedoch keinerlei Effekt der Feingold-Diät nachweisen. Eine andere Studie mit 22 hyperaktiven Kindern zeigte wiederum eine statistisch signifikante Besserung, wenn die Kinder von ihren Müttern beobachtet wurden, nicht jedoch bei objektiven Tests. Nach Juhlin zeigte die Studie, die nach den strengsten wissenschaftlichen Maßstäben mit objektiven, unbeeinflußten Beobachtern durchgeführt wurde, keinen Einfluß der Ernährung auf das Verhalten.

Eine durch Tartrazin hervorgerufene Urtikaria gilt eher als Nebenwirkung. Dies zeigten mehrere Studien. Es kommt zu einer Histaminfreisetzung, und auf der Haut bilden sich rote, schmerzende Quaddeln. Auch andere Farb- und Zusatzstoffe können Urtikaria hervorrufen, und es können auch Wechselwirkungen zwischen anderen Farbstoffen wie Erythrosin und Gelborange S (E110), einem Azofarbstoff, stattfinden. In einem Versuch mit Patienten, deren Urtikaria sich nach einer farbstofffreien Diät gebessert hatte, zeigten nach einer Gabe von 0,15

Milligramm Tartrazin drei von 13 Patienten nach drei Stunden eine Urtikaria.

Auch Asthma kann ein Symptom für eine Überempfindlichkeit gegenüber Tartrazin sein. Eine Studie zeigte, daß elf Prozent der Asthmatiker auf ein mit Farbstoffen versetztes Orangengetränk reagierten. Eine Tartrazinüberempfindlichkeit tritt oft mit einer Aspirinüberempfindlichkeit auf. Tatsächlich entwickeln zehn bis 40 Prozent der auf Aspirin überempfindlich reagierenden Patienten nach einer Tartrazingabe Reaktionen, die von schwerem Asthma bis hin zu Urtikaria und leichtem Schnupfen reichen.

Der einer Tartrazinüberempfindlichkeit zugrundeliegende Mechanismus ist unbekannt, er scheint jedoch nichts mit sensibilisierenden IgE-Antikörpern (s. Abbildung 3.1) oder dem Prostaglandinsynthesesystem zu tun zu haben. Eine Vielzahl von antigenen Substanzen in der Nahrung wird vom Magen-Darm-Trakt resorbiert. Die meisten Menschen werden über ein immunologisch tolerantes, regulatives System, das Nebenwirkungen von Nahrungsbestandteilen und Zusätzen verhindert, geschützt. Manche Menschen scheinen jedoch besonders empfänglich für allergische Reaktionen zu sein, sie entwickeln keine Immuntoleranz und können somit Nebenwirkungen auf Nahrungsbestandteile entwickeln.

Tartrazin wird von der Darmflora zu verschiedenen Metaboliten abgebaut (Abbildung 2.23). Kürzlich wurde gezeigt, daß der Urin von mit Tartrazin gefütterten Tieren mutagen ist.

Obwohl Tartrazin der in Nebenwirkungsstudien am häufigsten erwähnte Lebensmittelfarbstoff ist, können auch einige andere Nebenwirkungen hervorrufen – den pflanzlichen Farbstoff Orlean (Annatto) eingeschlossen. In einer Studie mit an chronischer Urtikaria leidenden Patienten reagierten 26 Prozent auf Orlean.

Schadstoffbelastungen

Außer absichtlich hinzugefügten Lebensmittelzusatzstoffen können Nahrungsmittel auch Verunreinigungen enthalten. Dies können toxische Produkte von Bakterien oder Pilzen, toxische Abbauprodukte von Nahrungsbestandteilen (wie durch das Kochen entstehende Pyrolyseprodukte) oder der Nahrung unabsichtlich beigefügte Substanzen sein.

Inzwischen besteht ein großes Interesse an toxischen, insbesondere kanzerogenen Verbindungen, die durch das Kochen entstehen, so zum Beispiel die mutagenen Verbindungen Trp1 und Trp2.

Zwei Beispiele für natürlich auftretende, die Nahrung jedoch belastende Stoffe sind das Botulinustoxin und das Aflatoxin. Der Botulismus wird hier nur kurz besprochen, da er in Kapitel 9 ausführlicher behandelt wird.

Botulismus

Botulismus ist das durch Botulinustoxin, ein von dem Bakterium *Clostridium botulinum* produziertes Gift, hervorgerufenes Syndrom. Das anaerobe Bakterium kann Nahrung in Konservendosen oder Flaschen kontaminieren. Das Gift ist extrem wirksam und wird durch Erhitzen zerstört.

Aflatoxin

Die Aflatoxine sind eine Gruppe von Mykotoxinen, die der Schimmelpilz *Aspergillus flavus* produziert. Dieser Schimmelpilz kann auf Nahrungsmitteln wie feuchten Erdnüssen und gelagertem Getreide wachsen. Dies geschieht besonders unter heißen und feuchten Bedingungen, und die hieraus resultierende Belastung kann besonders für manche tropische Länder ein Problem darstellen. Verseuchtes Getreide kann kaum an Länder wie die USA und Großbritannien verkauft werden, da hier strikte Vorschriften in bezug auf Mykotoxine bestehen. Folglich werden die verseuchten Produkte an weniger produzierende Länder verkauft oder im Zuge einer Hilfsaktion an Hungernde verteilt.

Tiere, die mit Futter aus kontaminierten Zutaten – beispielsweise Erdnüssen – ernährt werden, können Tumoren entwickeln. Die Toxine wurden entdeckt, als Truthähne, die verschimmeltes Futter erhalten hatten, an Leberschäden starben. Spuren von Aflatoxinen wurden auch in Erdnußbutter gefunden, besonders in solcher, die nicht mit Chemikalien behandelt war, die eine Schimmelbildung verhindern, und in Naturkostläden mit dem Vermerk „natürlich" verkauft worden war.

Aflatoxin B_1 ist ein sehr wirksames Leberkanzerogen und Hepatotoxin. Ein Wert von 1 ppb in der Nahrung kann ausreichen, um

Lebertumoren zu verursachen. In Afrika sind die Aflatoxinwerte in der Nahrung höher (ppm gegenüber ppb) als in anderen Teilen der Welt. Dies erklärt das häufigere Auftreten von Leberkrebs in manchen Teilen Afrikas.

Der Toxizitätsmechanismus von Aflatoxin B_1 bezieht die Metabolisierung zu einem chemisch reaktiven Zwischenprodukt (einem Epoxid) mit ein, das kovalent an Proteine bindet, jedoch auch mit Nukleinsäuren interagiert. Dieses chemisch reaktive Intermediat kann sowohl für die Lebernekrose als auch für die Lebertumoren verantwortlich sein.

Der spanische Speiseölskandal

Auch nichtnatürliche Substanzen können manchmal die Nahrung kontaminieren. Hierfür gibt es mehrere Beispiele wie die Epping-Gelbsucht (Kapitel 5). Ein jüngeres tragisches Beispiel hierfür ist die Kontaminierung von Speiseöl in Spanien.

Im Mai 1981 wurde von dem Ausbruch einer ungewöhnlichen Lungenkrankheit in der Gegend um Madrid berichtet. Das bis dahin unbekannte Syndrom umfaßte schwere Lungenödeme, die nicht lange anhielten, Exantheme und Eosinophilien. Insgesamt gab es über 20000 Fälle und 351 Todesopfer. Eine toxische Substanz wurde als Ursache vermutet, und schließlich stellte man einen Zusammenhang zwischen der Krankheit und dem Gebrauch billigen Speiseöls her. Als die spanische Regierung die Bestände durch reines Olivenöl ersetzen ließ, sank die Zahl der berichteten Fälle.

Es bestand eine Korrelation zwischen dem Konsum billigen Öls – besonders, wenn es von bestimmten Händlern stammte – und der Entwicklung des Syndroms. Die Krankheit entwickelte sich nach einer Latenzzeit von mindestens ein bis zwei Wochen, in manchen Fällen auch länger. In einem Bericht wurde eine offensichtliche Dosis-Wirkungs-Beziehung aufgezeigt. Die Verbindung zwischen der Aufnahme des Öls und dem Syndrom beruhte auf besonderen Umständen, da die Effekte in Versuchstieren nicht reproduziert werden konnten und der eigentliche Verursacher nicht identifiziert wurde.

Das Syndrom wies eine akute Phase mit vorherrschend akuten interstitiellen Lungenödemen und eine hauptsächlich neuromuskuläre, chronische Phase mit Muskelschwund, Hautschädigungen und Gewichtsverlust auf. Auch viele Blutgefäßentzündungen wurden beobachtet.

Das toxische Öl war Rapsöl, das durch die Zugabe von Anilin denaturiert worden war. Dies verlangt das spanische Gesetz bei importiertem Rapsöl, damit es nicht zum Kochen verwendet werden kann. Dennoch wurde das Öl gereinigt und als Speiseöl verkauft. Dies war bereits häufiger geschehen, ohne daß toxische Effekte auftraten. Also scheint das für das Syndrom verantwortliche Öl anders gereinigt worden oder sonstwie anders gewesen zu sein. In manchen Fällen war das Öl mit anderen vermischt und vielleicht deshalb kontaminiert.

Die toxischen Bestandteile konnten bisher noch nicht identifiziert werden. Daß der Mechanismus, der dieser schweren Katastrophe zugrunde liegt, nicht geklärt werden konnte, zeigt die Schwierigkeiten bei der Untersuchung der Probleme, die Lebensmittelzusatzstoffe und -verunreinigungen auslösen können. Auf diese Schwierigkeiten hat der Toxikologe oft keinen Einfluß. Im vorliegenden Fall lag ein Problem darin, Ölproben zu erhalten, die mit Sicherheit mit dem Syndrom in Verbindung standen. Dies und das Fehlen eines Versuchstiermodells hat die Forschung sehr behindert.

Diese Tragödie zeigt auch, wie eine große Anzahl von Menschen von einer toxischen Verunreinigung der Nahrung betroffen sein kann. Eine weniger deutliche toxische Reaktion auf einen Lebensmittelzusatzstoff als die hier beschriebene könnte noch sehr viel mehr Menschen betreffen, bevor sie entdeckt wird.

Saccharin

Dieser zuerst im 19. Jahrhundert eingeführte künstliche Süßstoff wurde im Laufe der Jahre überaus kritisch betrachtet und einmal sogar in den Vereinigten Staaten verboten. Wie man von einem Lebensmittelzusatzstoff erwarten darf, ist Saccharin akut nur wenig toxisch – bei einem LD_{50}-Wert zwischen fünf und 17,7 Gramm pro Kilogramm in Versuchstieren. Es wird nicht metabolisiert. Freiwillige, die über mehrere Monate große Mengen eingenommen hatten, zeigten keine Krankheitssymptome. Zwei frühe Langzeitstudien bestätigten seine Sicherheit. Zwei spätere Studien aber zeigten, daß es schwach kanzerogen ist. Diese Studien wurden inzwischen jedoch als unangemessen kritisiert.

Der steigende Saccharinkonsum sowie ein Bericht, der für einen anderen Süßstoff eine Kanzerogenität aufzeigte, gab Anlaß zu weiteren Untersuchungen. In einer wurden Saccharin und Cyclamat als Kombination in Dosen bis zu 2,5 Gramm pro Kilogramm getestet. Es traten Blasentumoren auf, woraufhin Cyclamat verboten wurde. Weitere Studien führten jedoch zu keinem Schluß. Schließlich wurde eine umfassende Studie von der kanadischen Regierung in Auftrag gegeben, die zeigte, daß Saccharin bei Ratten Blasenkrebs hervorrufen kann. Saccharin wurde von der kanadischen und der US-Regierung 1977 vom Markt genommen. In den Vereinigten Staaten wurde es durch den Delaney-Abschnitt des Gesetzes über Lebensmittel, Medikamente und Kosmetika verboten, das den Gebrauch eines jeden Lebensmittelzusatzstoffes verbietet, der in Versuchstieren Krebs erzeugt.

Gegen das Verbot wurde öffentlich protestiert, da Saccharin der einzige leicht erhältliche Süßstoff war, der sich im Gebrauch bewährt hatte und somit Diabetikern und Personen mit Gewichtsproblemen sowie anderen Menschen erlaubte, ihren Zuckerverbrauch zu reduzieren. Die Folge war ein Aufschub des Verbots, um weitere Untersuchungen zu ermöglichen. Epidemiologische Studien zeigten zumeist kein erhöhtes Auftreten von Blasenkrebs, manche Untersuchungen wiesen jedoch ein leicht erhöhtes Blasenkrebsrisiko nach. Da es keinen Hinweis auf eine Metabolisierung von Saccharin nach einer chronischen, geringen Exposition über die Nahrung gab und die Mutagenitätsdaten negativ waren, wurde gesagt, daß Saccharin kein klassisches elektrophiles Kanzerogen sei. Die Kanzerogenität trat vermutlich aufgrund der nicht metabolisierten ursprünglichen Verbindung auf, die über einen epigenetischen Mechanismus wirkt.

Bei Versuchstieren wurde festgestellt, daß Werte bis zu fünf Prozent in der Ernährung zu keiner erkennbaren Erhöhung von Blasenkrebs führten, während Werte von fünf bis 7,5 Prozent einen signifikanten Tumoranstieg verursachten. Pharmakokinetische Studien zeigten aber, daß die Plasmaclearance von Saccharin bei einer höheren Exposition gesättigt wird und so höhere Gewebekonzentrationen verursacht als eine lineare Extrapolation von Daten aus Studien mit geringen Dosen erwarten läßt. Eine Exposition von Versuchstieren mit derart hohen Mengen muß also in Bezug auf die normale menschliche Exposition nicht aussagekräftig sein.

Der Fall Saccharin zeigt die weitreichenden sozialen Aspekte und die wissenschaftlichen Einschätzungen, die zur Toxikologie gehören. Wichtige Urteile müssen gefällt, Risiko und Nutzen abgewogen werden. Diese Punkte sind Themen des letzten Kapitels.

Literatur

Ferguson, A. (1987) Adverse reactions to foods and food additives. *Human Toxicol.* 6: 339–341.

Hanssen, M. & Marsden, J. (1984) *E for Additives* (Wellingborough: Thorsons).

Hayes, J. R. & Campbell, T. C. (1991) *Food Additives and Contaminants*. In: *Cassarett and Doull's Toxicology*. Hrsg.: C. D. Klaassen; M. O. Amdur; J. Doull. 5. Aufl. (New York: Macmillan).

Juhlin, L. (1983) Intolerance to food and drug additives. In: *Allergic Reactions to Drugs*. Hrsg.: A. L. de Weck; H. Bundgaard (Berlin: Springer Verlag).

Miller, K. & Nicklin, S. (1984) Adverse reactions to food additives and colours. In: *Developments in Food Colours* (Bd. 2) Hrsg.: J. Walford (Amsterdam: Elsevier Applied Science).

NAS (1978), *Saccharin: Technical Assessment of Risks and Benefits*, Report No. 1 (Washington, DC: Comittee for a Study on Saccharin and Food Safety Policy).

Rechcigl, M. (Hrsg.) (1983) *Handbook of Naturally Occurring Food Toxicants* (Boca Raton, Fla.: CRC Press).

Vettorazzi, G. (1980) *Handbook of International Food Regulatory Toxicology* (Jamaica, NY: Spectrum).

World Health Organization (1984) *Toxic Oil Syndrome*. Report on a WHO Meeting, Madrid 1983 (Copenhagen: WHO).

7. Pestizide

Pestizide werden entwickelt oder ausgewählt, um auf bestimmte Organismen selektiv toxisch zu wirken. Trotz dieser Selektivität, sind sie doch häufig auch für andere Spezies giftig, wenn auch in geringerem Maße. Neben ihrem Wirkmechanismus sind für die Toxikologie zwei weitere Aspekte wichtig: a) Pestizide können für den Menschen über akute Vergiftungen oder nach chronischer Exposition giftig sein; b) sie haben toxische Effekte auf Organismen, gegen die sie nicht gerichtet sind. Diesen Punkt verdeutlichte Rachel Carson 1963 in ihrem Buch *Der stumme Frühling*.

Tabelle 7.1: Massenvergiftungen durch Pestizide

betreffende Pestizide	verunreinigte Materialien	Anzahl der Betroffenen (Todesfälle)	Ort
Endrin	Mehl	159 (0)	Wales
Endrin	Mehl	691 (24)	Katar
Parathion	Mehl	600 (88)	Kolumbien
Parathion	Zucker	300 (17)	Mexiko
Hexachlorbenzol	Saatgut	>3000 (3–11%)	Türkei
organisches Quecksilber	Saatgut	321 (35)	Irak
Pentachlorphenol	Krankenhauswäsche	20 (2)	USA

Quelle: *Report of the Secretary's Commission on Pesticides and Their Relationship to Environmental Health* (Washington, DC: US Governmental Printing Office, 1969).

Versehentliche Vergiftungen von Menschen mit Pestiziden gibt es, seit diese Substanzen zum Einsatz kommen. Manchmal kam es zu Massenvergiftungen verbunden mit Todesfällen. In vielen Fällen waren versehentlich kontaminierte Nahrungsmittel oder die unsachgemäße Verwendung von Pestiziden die Ursache (Tabelle 7.1). Die Verwendung von Saatgetreide, das mit quecksilberorganischen Fungiziden gebeizt war, als Tierfutter, führte zu mehreren Massenvergiftungen beim Menschen. Aufgrund versehentlicher Kontaminierung oder falschem Einsatz traten bei Landarbeitern berufsbedingte Vergiftungen mit Pestiziden auf. Auch der sorglose Umgang mit Pestiziden – zum Beispiel das Versprühen ohne angemessene Schutzkleidung – kann zu einer Belastung des Anwenders führen.

Eine chronische Toxizität der Pestizide in unserer Umwelt ist schwer aufzudecken, obwohl der Nachweis von Rückständen durch die Entwicklung verbesserter analytischer Methoden einfacher geworden ist. Diese Nachweismethoden haben gezeigt, daß die meisten Menschen gewissen Pestiziden ausgesetzt und oft mit ihnen belastet sind. Pestizide spielen mittlerweile in unserer Gesellschaft eine sehr wichtige Rolle – speziell in der Landwirtschaft. Obwohl ihr Einsatz in manchen Fällen reduziert werden kann, ist ein vollständiger Verzicht auf Pestizide unwahrscheinlich, wenn man Risiko und Nutzen abwägt.

Pestizide lassen sich – abhängig von den Zielorganismen – in mehrere Gruppen unterteilen: Insektizide, Fungizide (Mittel gegen Pilze), Herbizide („Unkrautvernichtungsmittel") und Rodentizide (Mittel gegen Nagetiere).

Die Pestizide, die für einen speziellen Zweck entwickelt werden, nutzen oft eine bestimmte biologische, metabolische oder sonstige Eigenschaft der Zielspezies. Leider sind solche Eigenschaften jedoch selten einmalig, so daß auch andere Spezies geschädigt werden können.

Ein einfaches Beispiel für die selektive Toxizität eines Pestizids ist der Gebrauch von Warfarin als Rattengift. Da Ratten keinen Brechreflex besitzen, können sie das aufgenommene Gift nicht erbrechen.

Die Wirkung anderer Pestizide beruht auf komplizierteren biochemischen Unterschieden. Das Insektizid Malathion wird in Säugetieren zu einem sauren Metaboliten hydrolisiert, der vollständig ausgeschieden wird (Abbildung 2.20). In Insekten hingegen ist der bevorzugte Stoffwechselweg die Oxidation. Hierdurch entsteht Malaoxon, das über die Hemmung von Cholinesterase toxisch wirkt (siehe unten). Obwohl alle Pestizide in der Öffentlichkeit als gleichermaßen schädlich für den Menschen gelten, variiert ihre Toxizität für Säugetiere und andere Tiere, die keine Zielorganismen sind, ebenso wie ihre Effekte auf die Umwelt.

Hier einige Beispiele für die wichtigsten Pestizidgruppen:

- *Insektizide:* organische Phosphorverbindungen, Carbamate und organische Chlorverbindungen; Naturstoffe wie Pyrethrine.
- *Herbizide:* Chlorphenolverbindungen, Dinitrophenole, Bipyridyle, Carbamate, Triazine, substituierte Harnstoffe, anorganische Stoffe, aromatische Amide.
- *Fungizide:* Alkylquecksilberverbindungen, chlorierte Kohlenwasserstoffe, Dialkyldithiocarbamate, organische Zinnverbindungen.
- *Rodentizide:* anorganische Stoffe, Naturstoffe, fluorierte Aliphaten, α-Naphthylthioharnstoff.

Dieser Auflistung zufolge umfassen Pestizide eine Vielzahl chemischer Verbindungen mit unterschiedlichsten Wirkmechanismen. Ihren toxischen Effekten auf Menschen und sonstige Säugetiere können jedoch andere Mechanismen zugrundeliegen als ihren Pestizidwirkungen.

Wir wollen nun einige toxikologisch wichtige Beispiele für Pestizide erörtern.

DDT

Das wohl bekannteste chlororganische Insektizid ist DDT (Dichlordiphenyltrichlorethan, Abbildung 7.1). Es wurde ab 1945 sehr erfolgreich zur Bekämpfung von Malariamücken eingesetzt – ein Hauptfaktor für das Zurückdrängen der Malaria nach dem Zweiten Weltkrieg. DDT ist ein Kontaktgift, das auf das Nervensystem von Insekten stark toxisch wirkt, für den Menschen jedoch relativ ungiftig ist. Beim Menschen ist eine Dosis von mindestens zehn Milligramm pro Kilogramm erforderlich, um toxische Effekte hervorzurufen. Von Todesfällen wurde noch nie berichtet. Freiwillige Versuchspersonen nahmen 0,5 Milligramm pro Kilogramm und Tag (35 Milligramm) DDT für ein Jahr ein, und es wurde keine Toxizität festgestellt. Obwohl manche Studien DDT mit chronischen Krankheiten in Verbindung bringen, wurde kein Kausalzusammenhang entdeckt. Andere Studien haben keine solchen Beziehungen gefunden.

7.1 Zwei der Reaktionswege der Metabolisierung des Insektizids Dichlordiphenyltrichlorethan (DDT).

Hohe Dosen verursachen Zittern, Übererregbarkeit und Krämpfe, Parästhesien (Mißempfindungen), Reizbarkeit und Schwindelgefühl. In Versuchstieren treten nach einzelnen hohen Dosen Leberschäden auf. Nach chronischer Exposition wurden Hypertrophien und andere Leberschäden nachgewiesen. Die toxischen Effekte scheinen sowohl in Menschen als auch Insekten hauptsächlich auf das zentrale Nervensystem zu wirken. Der zugrundeliegende Mechanismus ist unbekannt. Es wird jedoch vermutet, daß der primäre Wirkungsort sensorisch ist. Die neuromuskulären Synapsen und der motorische Cortex sind mögliche Ziele. DDT kann den Transport von Na^+ und K^+ durch die Nervenzellmembranen erhöhen, möglicherweise indem es den Energiestoffwechsel beeinflußt, der für diesen Transport erforderlich ist.

DDT ist chemisch stabil. Kaum wasser-, aber sehr fettlöslich, ist es in biologischen Systemen und der Umwelt sehr beständig (Tabelle 7.2). Es wird nur in geringem Maße über die Haut resorbiert und in Tieren über

Tabelle 7.2: Beständigkeit des Insektizids DDT und seiner Metaboliten

Verbindung	Halbwertszeit bei Tauben (Tage)	Halbwertszeit im Erdreich (Jahre)
DDT	28	2,5–5
DDD	23	
DDE	250	

eine Vielzahl von Wegen metabolisiert (Abbildung 7.1). Der Metabolit DDE ist jedoch beständiger als die ursprüngliche Verbindung (Tabelle 7.2). Es gibt noch andere Metaboliten, zum Beispiel ein saures Derivat, das wasserlöslich ist; die Metabolisierung erfolgt hier jedoch langsam, und es sind keine Hauptwege einbezogen. Es gibt auch mikrobielle und umweltbedingte Abbaureaktionen, die andere Metabolite entstehen lassen.

Aufgrund seiner Persistenz stiegen die DDT-Mengen in der Umwelt seit seinem Ersteinsatz ständig an. Darüber hinaus erhöht sich die DDT-Konzentration in manchen der exponierten Organismen bei jeder höheren trophischen Stufe der Nahrungskette (Kapitel 8). Kleine Organismen wie Plankton oder Wasserflöhe resorbieren DDT passiv oder über ein Ausfiltern von Nahrung aus Fluß- oder Seewasser. So gelangt es in ihr Körperfett. Die Konzentration in den Geweben dieser Organismen kann vielhundert- oder -tausendfach höher sein als in dem sie umgebenden Wasser. Wenn Insekten oder kleine Fische diese Lebewesen fressen, wird das DDT in ihrem Fettgewebe gespeichert (Tabelle 7.3). Dieser Vorgang wiederholt sich entlang der Nahrungskette, bis das fettlösliche DDT schließlich in das Fett von Fleischfressern oder Tieren an der Spitze der Nahrungskette gelangt – und dies kann der Mensch sein. In Tieren, die an der Spitze der Nahrungskette stehen, können folglich relativ hohe DDT-Konzentrationen gefunden werden, obwohl die Anfangskonzentration im Wasser niedrig war. Dies geschieht über einen fortgesetzten Anreicherungsprozeß.

Dies wird durch das folgende Beispiel illustriert: In einem Gebiet Kaliforniens wurde im Plankton ein DDT-Gehalt von 4 ppm gefunden, während die Barsche des gleichen Gebiets 138 ppm und die fischfressenden Lappentaucher 1500 ppm enthielten. Was also wie eine vernachlässigbare DDT-Konzentration in Fluß- oder Seewasser oder am Beginn der Nahrungskette aussieht, kann an der Spitze der Nahrungskette biologisch äußerst signifikant sein. Toxische DDT-Konzentratio-

Tabelle 7.3: Beispiel für eine Nahrungskette

Organismus	trophische Stufe
Kiefern	1. Produzenten
Blattläuse	2. Herbivoren
Spinnen	3. Insektivoren
Meisen und andere Singvögel	4. Insektivoren
Falken	5. Carnivoren

nen scheinen Vögel und Fische besonders im Hinblick auf ihre Eiproduktion zu beeinflussen. So gibt es eine Beziehung zwischen der Eischalendicke und der DDE-Konzentration in Greifvögeln wie dem Turmfalken (Abbildung 7.2).

Beim Menschen befindet sich, wie bei DDT-belasteten Tieren, die größte Menge des Pestizids im Körperfett. Die Konzentration im Fett ist proportional zur Aufnahme und erreicht mit einer Halbwertszeit von etwa sechs Monaten ein Plateau. Die geschätzte Aufnahme beim Menschen lag 1969 in den Vereinigten Staaten bei 35 Milligramm jährlich. Die Menge in der Nahrung sowie im Körperfett nimmt allerdings ab. Die akzeptable Aufnahme für den Menschen liegt nach den FAO-WHO-Richtlinien bei 255 Milligramm pro Jahr. Das DDT wird über Lebensmittel tierischen Ursprungs (wobei das Tier selbst oder ein tieferstehendes Glied seiner Nahrungskette exponiert war) und gespritztes oder sonstwie kontaminiertes Gemüse und Obst aufgenommen.

Das DDT im Körperfett scheint für Tiere nicht schädlich zu sein, und es gibt keine Korrelation zwischen der Konzentration im Fettgewebe und Vergiftungserscheinungen. Die Plasmakonzentration und – noch wichtiger – die Konzentration im Gehirn sind für toxische Effekte relevanter. Wird der Fettgehalt des Körpers reduziert, so steigt die Konzentration im Blut. Versuche mit Ratten haben gezeigt, daß diese Erhöhung der Konzentration im Blut zu einer Toxizität führen kann.

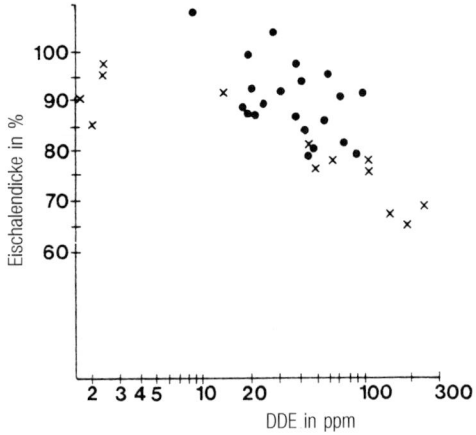

7.2 Die Beziehung zwischen Eischalendicke und Rückständen des DDT-Metaboliten DDE. Die Daten beziehen sich auf 1970 in Ithaca, New York, gesammelte Falkeneier (●) beziehungsweise auf experimentell über die Nahrung verabreichtes DDE (×). Die Daten beziehen sich auf die durchschnittliche Eischalendicke eines Geleges (in Prozent) gegenüber der Kontrolleischalendicke vor dem DDT-Einsatz. (Daten aus: J. L. Lincer *J. Appl. Ecology* 12 (1975) 781.)

Kürzlich wurde entdeckt, daß Fledermäuse im Süden der Vereinigten Staaten hohe DDT-Konzentrationen enthalten, obwohl es nicht mehr eingesetzt wird. Vermutlich liegt dies daran, daß Fledermäuse große Mengen von Insekten fressen. Es gibt in der Umwelt genügend DDT-Rückstände, die in Nahrungsketten in Erscheinung treten können. Bei einer Fledermausart wurde dies zu einem Problem: Junge Fledermäuse nehmen das DDT über die Milch auf und speichern es im Fettgewebe. Wenn die Fledermäuse zu ihren langen Wanderflügen aufbrechen, mobilisieren sie ihre Fettreserven. Die DDT-Konzentration im Blut steigt auf toxische und eventuell tödliche Werte an.

Auch Muttermilch kann DDT enthalten. Wie bei anderen Nahrungsketten gibt es auch hier einen Konzentrationseffekt. Die Milch stillender Mütter, die täglich 0,5 Mikrogramm DDT pro Kilogramm ausgesetzt sind, enthält 0,08 ppm. Ihre Kinder waren 11,2 Mikrogramm DDT pro Kilogramm und Tag ausgesetzt – eine Exposition, die über zwanzigmal höher ist als die der Mütter.

Es gibt keine wirklichen Beweise dafür, daß DDT unter solchen chronischen Expositionsbedingungen tatsächlich für den Menschen toxisch ist. Allerdings gibt es Hinweise darauf, daß es in Mäusen kanzerogen wirkt. Eine andauernde Belastung mit geringen Mengen von DDT kann also eine Langzeitgefährdung bedeuten.

Eine chronische DDT-Exposition induziert die mikrosomalen Enzyme, die beim Fremdstoffmetabolismus eine Rolle spielen. Vielleicht führt dieser Effekt zu dem in Vögeln beobachteten hormonellen Ungleichgewicht, da mikrosomale Enzyme auch manche Hormone metabolisieren.

Die meisten anderen chlororganischen Insektizide wie Heptachlor, Lindan (γ-HCH), Dieldrin und Aldrin werfen ähnliche Persistenzprobleme auf wie DDT.

Organische Phosphorverbindungen

Der Einsatz chlororganischer Insektizide hat aufgrund ihrer Persistenz und befürchteter Langzeiteffekte in der letzten Zeit abgenommen. Die Argumente gegen DDT beziehen sich hauptsächlich auf seinen Einfluß auf die Umwelt und wildlebende Tiere und weniger auf seine Toxizität für den Menschen, die relativ gering zu sein scheint. Die or-

ganischen Phosphorverbindungen, die die chlororganischen Insektizide ersetzen, sind häufig für den Menschen giftiger (vielleicht bis zu
hundertmal), wenn auch weniger persistent. Organische Phosphorverbindungen sind der Hauptgrund für Vergiftungen bei kalifornischen
Landarbeitern.

Viele organische Phosphorverbindungen werden heute als Insektizide genutzt, und ihre Wirkmechanismen und ihre Toxizität sind ähnlich. Wie bereits erwähnt, sind organische Phosphorverbindungen viel
giftiger und für mehr Krankheiten und Todesfälle verantwortlich als die
organischen Chlorverbindungen. Parathion (E605), das 1944 zum ersten Mal synthetisiert wurde (Abbildung 7.3), ist ein oft verwendetes,
phosphororganisches Insektizid, das für einige der bisher aufgezeich-
neten Massenvergiftungen beim Menschen (Tabelle 7.1) und wohl für
viele Einzelfälle verantwortlich ist. Parathion ist für Säugetiere äußerst
giftig. Für bestimmte Zwecke wurde es durch andere, weniger giftige
organische Phosphorverbindungen ersetzt. Ein solcher Ersatzstoff ist
Malathion (Abbildung 2.20), das in seiner Toxizität selektiver ist, vor
allem aufgrund der unterschiedlichen Metabolisierung bei Menschen
und Insekten. Die Effekte organischer Phosphorverbindungen sind
sich allerdings qualitativ ähnlich und können gemeinsam betrachtet
werden.

Eine Vergiftung mit organischen Phosphorverbindungen ist eher ein
Beispiel für einen ausgeweiteten pharmakologischen Effekt als für eine
direkte toxische Wirkung, und die Toxizität kann entweder kumulativ
sein (nach einer chronischen Exposition) oder akut (nach einer einzigen
Exposition). Die toxischen Effekte beruhen auf einer Hemmung der
Cholinesteraseenzyme durch den organischen Phosphorsäureester. Besonders die Acetylcholinesterase wird inhibiert. Dieses Enzym ist für
die Hydrolyse von Acetylcholin zu Cholin und Acetat (Abbildung 7.4)
verantwortlich. Es beendet die Wirkung von Acetylcholin als Neuro-
transmitter an synaptischen Nervenendigungen.

Parathion   Paraoxon

7.3 Oxidative Metabolisierung des Insektizids Parathion. (Aus: J. A. Timbrell *Principles of Biochemical Toxicology*, Taylor and Francis, London 1982.)

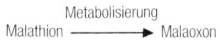

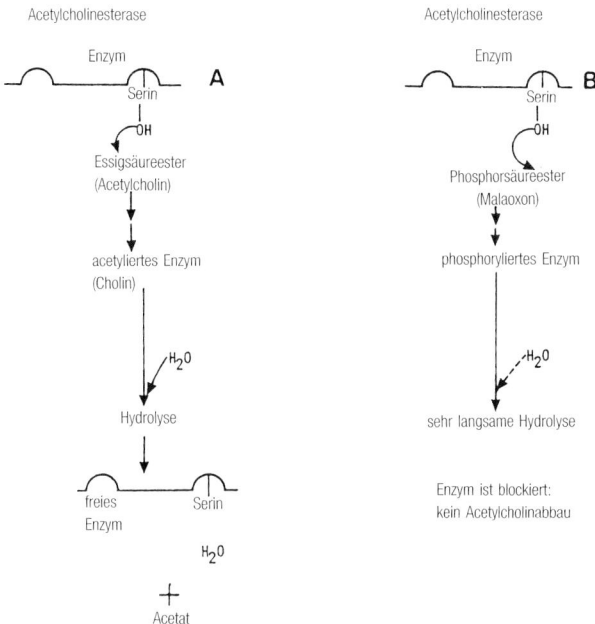

7.4 Der Mechanismus der Acetylcholinhydrolyse durch Acetylcholinesterase (A) und die Interaktion des Malathionmetaboliten Malaoxon mit dem Enzym (B).

Das Ergebnis einer solchen Hemmung durch organische Phosphorverbindungen ist eine Akkumulation von Acetylcholin. Der Nerv wird äußerst stark stimuliert. Es hängt von der jeweiligen organischen Phosphorverbindung ab, ob die Hemmung reversibel ist oder nicht. Die Acetylcholinesterasen unterscheiden sich in den verschiedenen Geweben (zum Beispiel im Plasma und in Nerven), sie werden daher durch die organischen Phosphorverbindungen nicht gleichmäßig gehemmt. Es gibt verschiedene Stufen der Acetylcholinesterasehemmung im ganzen Körper, bei Säugetieren führt eine 50prozentige Hemmung zu toxischen Effekten, eine 80- bis 90prozentige Hemmung zum Tod.

Der Toxizitätsmechanismus von organischen Phosphorverbindungen beruht auf ihrer Ähnlichkeit mit Acetylcholin, dem normalen Substrat der Acetylcholinesterase (Abbildung 7.4). Die organische Phosphorverbindung ist auch ein Substrat für das Enzym, das Produkt bleibt jedoch – im Gegensatz zu Acetylcholin – an das aktive Zentrum gebunden und wird, wenn überhaupt, nur langsam hydrolysiert. Da solche organischen Phosphorverbindungen eine irreversible Inhibierung verursachen, ist eine Neusynthese des Enzyms nötig.

Malathion selbst ist kein Substrat für Cholinesterasen, es muß erst zu Malaoxon metabolisiert werden. In Insekten geschieht dies, in Säugetieren hingegen ist die Hydrolyse der bevorzugte Weg, der zu einer leicht ausscheidbaren Dicarbonsäure führt (Abbildung 2.20). Dies ist die Grundlage für eine selektive Toxizität.

Die toxischen Effekte organischer Phosphorverbindungen bewirken hauptsächlich eine exzessive cholinerge Stimulation. Der Tod tritt aufgrund einer neuromuskulären Lähmung und einer Lähmung des Atemzentrums auf. Manche organischen Phosphorverbindungen können auch die peripheren Nerven schädigen, für diesen verzögerten neuralen Effekt wird jedoch ein anderer Mechanismus vermutet.

Paraquat

Die bisher genannten Beispiele waren Insektizide, die insgesamt wohl hinsichtlich ihrer toxischen Effekte auf Mensch und Umwelt bedeutender sind als andere Pestizide.

Ein bestimmtes Herbizid ist allerdings gerade für die Humantoxikologie von besonderer Wichtigkeit. Dieses Herbizid ist Paraquat (Abbildung 7.5), das in den 20 Jahren seit seiner Einführung für mehrere hundert Fälle tödlicher Vergiftungen beim Menschen verantwortlich war. Im Gegensatz zu den organischen Phosphorverbindungen geschah dies jedoch nicht aufgrund versehentlicher Nahrungsmittelkontaminationen, und es gab keinen besonderen Einfluß auf die Umwelt wie bei den chlorierten Kohlenwasserstoffen.

7.5   Struktur des Herbizids Paraquat (A) und der Polyamine Putrescin (B) und Spermin (C).

Die Ursachen der meisten Paraquatvergiftungen sind Mord- oder Suizidversuche mit normalerweise oraler Aufnahme. Eine verschentliche direkte Einnahme kommt seltener vor. Paraquat ist ein Kontaktherbizid, das sich stark mit dem Erdreich verbindet und folglich nicht ausgewaschen wird, nachdem es auf die Pflanzen gespritzt wurde. Deshalb hat es auf andere Pflanzen und Tiere keinen Umwelteffekt. Paraquat tötet die Pflanze, indem es die Photosynthese beeinflußt. Seine Toxizität für Tiere könnte auf der biochemischen Ebene Ähnlichkeiten aufweisen.

Paraquat wirkt normalerweise tödlich, wenn es vom Menschen eingenommen wird, und auch nichttödliche Mengen verursachen ernste Lungen- und Nierenschäden. Die Lungen sind das Zielorgan, da sie Paraquat selektiv anreichern. Die Konzentration in den Lungenzellen vom Alveolartyp I und II erreicht so eine Höhe, die toxische Effekte in diesen Zellen verursacht. Die Konzentration in den Lungen kann um ein vielfaches höher als im Plasma sein, und Paraquat wird in der Lunge zurückgehalten, selbst wenn die Plasmakonzentration sinkt.

Paraquat wird über die Lungen aufgenommen, da es strukturell Diaminen und Polyaminen wie Putrescin, Spermin und Spermidin (Abbildung 7.5) ähnelt. Der spezifische intramolekulare Abstand der beiden Stickstoffatome im Paraquat macht ihm – nicht jedoch dem Herbizid Diquat – ein selektives, aktives Transportsystem der Lunge zugänglich, dessen normale Substrate Polyamine sind. Außer der Lunge besitzt nur das Gehirn ein Aufnahmesystem für Polyamine. Es scheint jedoch Paraquat nicht anzureichern.

Paraquat wirkt wahrscheinlich als freies Radikal toxisch. Diese Form ist stabil und wird in einer enzymkatalysierten Ein-Elektronen-Reduktion, die NADPH erfordert, gebildet (Abbildung 7.6). Bei Anwesenheit von Sauerstoff entsteht dann ein Superoxidanion, während sich das Paraquatkation zurückbildet. Dieser Redoxreaktionskreislauf produziert dann weiterhin Superoxid und verbraucht NADPH. Das Superoxid kann zu einer Produktion von Wasserstoffperoxid und Hydroxylradikalen führen. Hydroxylradikale sind hoch reaktiv und können Lipide oxidieren (Lipidperoxidation), was weitere Stoffwechselstörungen hervorrufen kann. Die Anwesenheit von Sauerstoff ist ein wichtiger Faktor für die Pathogenese einer Lungenschädigung. Die toxischen Effekte auf die Lunge sind ein direktes Ergebnis der Verteilung von Paraquat, da die aktive Aufnahme in die Lunge die relativ hohe und toxische Konzentration entstehen läßt.

Paraquat verursacht eine fortschreitende Lungenfibrose und schädigt die Nieren. Wenn es einmal aufgenommen wird, gibt es kein Gegengift.

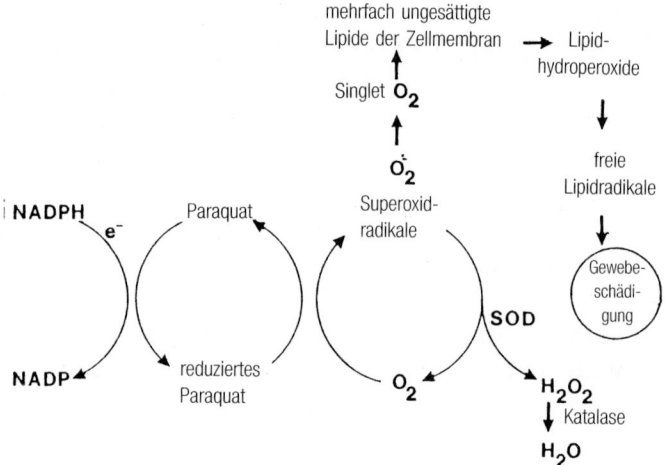

7.6 Vermuteter Mechanismus der Lungentoxizität von Paraquat. SOD ist das Enzym Superoxiddismutase. (Daten aus: J. A. Vale und T. J. Meredith, Paraquat Poisoning. In: *Poisoning – Diagnosis and Treatment*. Hrsg.: J. A. Vale und T. J. Meredith, Update Books, London 1981.)

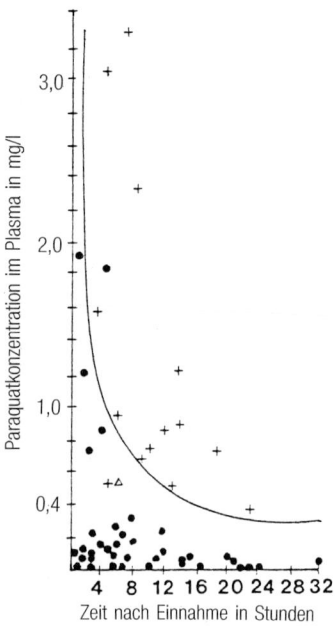

7.7 Die Beziehung zwischen der Plasmakonzentration von Paraquat und dem Ausgang der Vergiftung. Erklärung der Symbole: +, Tod; ●, Überleben; △, Tod durch Atemstillstand. (Aus: J. A. Vale; T. J. Meredith, *Paraquat Poisoning*. In: *Poisoning – Diagnosis and Treatment*. Hrsg.: J. A. Vale; T. J. Meredith, Update Books, London 1981.)

Die einzigen verfügbaren Behandlungsmethoden versuchen entweder, die Resorption über eine orale Gabe von Substanzen wie Fuller-Erde, die Paraquat adsorbiert, zu vermindern oder das Blut mittels Hämodialyse (Blutwäsche) oder Hämoperfusion von Paraquat zu befreien. Hat sich das Paraquat jedoch einmal in der Lunge angereichert, gibt es zur Zeit keine effektiven Behandlungsmöglichkeiten.

Paraquat wird oft bei Suizidversuchen verwendet. Unglücklicherweise ist der Tod für das Opfer langsam und schmerzhaft und tritt erst mehrere Tage bis über eine Woche nach Einnahme des Giftes ein. Während dieser Zeit führt die fortschreitende Lungenfibrose schließlich zum Erstickungstod. Die Prognose ist normalerweise schlecht. Die Plasmakonzentration zeigt den wahrscheinlichen Ausgang der Vergiftung an (Abbildung 7.7).

Literatur

Hayes, W. J. (1975) *Toxicology of Pesticides* (Baltimore: Waverley Press).

Hayes, W. J. (1982) *Pesticides Studied in Man* (Baltimore: Williams & Wilkins).

Matsumura, F. (1975) *Toxicology of Insecticides* (New York: Plenum Press).

Murphy, S. D. (1991) *Pesticides*. In: *Cassarett and Doull's Toxicology*. Hrsg.: C. D. Klaassen; M. D. Amdur; J. Doull 5. Aufl. (New York: Macmillan).

8. Umweltgifte

Im Laufe des vorigen Jahrhunderts wurde die Umweltverschmutzung –
mit der industriellen und landwirtschaftlichen Entwicklung sowie mit
dem Anstieg der Bevölkerungszahlen – zu einem immer wichtigeren
Problem. Dies soll natürlich nicht heißen, daß es vor dem 19. Jahrhundert keine Umweltverschmutzung gab. Schon im 13. Jahrhundert wurde
in England ein Gesetz erlassen, das die Rauchabgabe der Hausfeuerung
kontrollieren sollte. Die Umweltverschmutzung im heutigen Sinn begann allerdings erst mit der Industriellen Revolution. Im 19. Jahrhundert wurde in den Fabriken Kohle als Brennstoff und für manche
anderen Prozesse genutzt, daher war Rauch ein hauptsächlicher Um-
weltverschmutzer. Hochöfen und Chemiefabriken fügten dem noch
andere Abgase und Schadstoffe hinzu.

Da in vielen Industriebetrieben Wasser als Energielieferant, als Teil
eines Prozesses oder auf andere Weise genutzt wurde, baute man Fabriken häufig an Flüssen, in die dann die Abwässer eingeleitet wurden.
In jüngerer Zeit wurde auch das Erdreich durch den landwirtschaftlichen Einsatz von Düngemitteln und Pestiziden sowie durch den Eintrag
giftiger Abfallstoffe aus Fabriken und industriellen Prozessen verschmutzt. Luft, Wasser und Erdreich unterliegen also der Verschmutzung, so daß wir die Umweltverschmutzung in diese drei Kategorien
einteilen können.

Trotz der entsetzlichen Arbeits- und Lebensbedingungen, die während der Industriellen Revolution im 19. Jahrhundert in Teilen Eng-
lands und in hochindustrialisierten Gebieten anderer europäischer

Länder und der Vereinigten Staaten herrschten, wurden erst im 20. Jahrhundert ernsthafte Versuche unternommen, die Verschmutzung einzudämmen. Bestimmte Ereignisse wie der „große Smog" in London im Winter 1952 beschleunigten die Bemühungen. Die Kombination von Rauch aus Hausfeuerung, Fabriken und Kraftwerken mit einer ungünstigen Wetterlage führte zu einem starken Smog, der zum Tod von über 4000 Menschen beitrug (Abbildung 8.1).

Ungefähr zur gleichen Zeit hatte die Verschmutzung der Themse durch Abwässer aus Industrie und Haushalten ein solches Ausmaß erreicht, daß Fische, insbesondere Lachse, in den unteren Teilen des Flusses nicht mehr leben konnten. Das gleiche geschah in allen anderen Industrieländern.

In Großbritannien führte der Smog zur Verabschiedung des Clean Air Act (Luftreinhaltegesetz), der zu einer Verminderung der Rauchproduktion in den Städten führte. Gesetze zur Wasserverschmutzung erlaubten eine schrittweise Reinigung der Themse. Mittlerweile gibt es in London keine Smogsituationen mehr, und in der Themse schwimmen wieder Lachse. Dies hat allerdings viele Jahre gedauert, und in anderen Gegenden Großbritanniens sowie in manchen anderen Ländern war die Reinigung der Umwelt nicht immer so erfolgreich.

Kohlekraftwerke verschmutzen immer noch die Luft, und es zeigte sich, daß diese Emissionen viele hundert Kilometer weit verfrachtet werden, zum Beispiel von Großbritannien nach Norwegen, Schweden

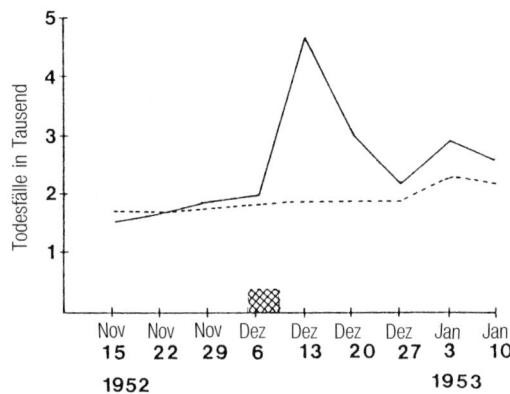

8.1 Mit dem Londoner „Nebel" des Dezember 1952 in Verbindung gebrachte Todesfälle. Die durchgezogene Linie zeigt die Anzahl der wöchentlichen Todesfälle im Großraum London vor und nach dem Smog, während die gestrichelte Linie die durchschnittliche Anzahl der Todesfälle in den folgenden fünf Jahren anzeigt. Das schraffierte Gebiet zeigt den Zeitraum des Smogs an. (Daten aus: J. R. Goldsmith. In: *Air Pollution*, Bd. 1. Hrsg.: A. C. Stern, Academic Press, New York 1962.)

und Deutschland und von den Vereinigten Staaten nach Kanada. In diesen Ländern führen die Luftverschmutzung und der saure Regen (siehe unten) zu Schäden an Wäldern und – aufgrund der Übersäuerung von Seen und Flüssen – an Fischen und anderen Wassertieren. Dies zeigt, daß die Umweltverschmutzung eher ein internationales als ein rein nationales Problem ist. Umweltverschmutzung ist normalerweise ein langsam fortschreitender Prozeß, obwohl Industrie- und andere Unfälle zur Umweltverschmutzung eher in akuter als in chronischer Weise beitragen können.

Wir wollen nun einige Beispiele für Umweltverschmutzung näher betrachten.

Luftverschmutzung

Das Studium der Luftverschmutzung bezieht mehrere Disziplinen mit ein: von Chemie, Ingenieurwissenschaften, Epidemiologie, Zoologie, Botanik, Ökologie, Toxikologie und Meteorologie bis hin zu Wirtschaftswissenschaften und Politik. Die Luftverschmutzung ist kein neues Phänomen, obwohl sie erst vor relativ kurzer Zeit so wichtig geworden ist.

Eine sichtbare Art von Luftverschmutzung ist natürlich der Rauch, der wiederum – je nach Herkunft – viele Bestandteile enthält und verschiedene potentiell giftige Gase enthält. Die Verbrennung der fossilen Brennstoffe Kohle und Öl läßt, ebenso wie bestimmte industrielle Prozesse, verschiedene Gase entstehen: Schwefeldioxid, Kohlendioxid, Kohlenmonoxid, Stickoxide, möglicherweise auch Schwefelwasserstoff und flüchtige Kohlenwasserstoffe sowie Feststoffe wie Ruß und Asche. In Großbritannien führt dies pro Jahr zu Millionen Tonnen emittierter Stoffe. Schwefeldioxid aus verbrannten Brennstoffen wird in Mengen von mindestens vier Millionen Tonnen pro Jahr in Großbritannien an die Atmosphäre abgegeben. In den Vereinigten Staaten machen Kohlenmonoxid (52 Prozent), Schwefeloxide (18 Prozent), Kohlenwasserstoffe (zwölf Prozent), Feststoffe (zehn Prozent) und Stickoxide (sechs Prozent) zusammen 98 Prozent der Luftschadstoffe aus. Sie entstehen bei der Verwertung von Brennstoffen in Kraftwerken und Privathaushalten, aus Kraftfahrzeugabgasen, aus industriellen Prozessen und der Müllverbrennung.

Die Zusammensetzung und Verteilung von luftverschmutzenden Stoffen kann auch durch klimatische Bedingungen beeinflußt werden und so zu „Smog" führen. Ursprünglich wurde dieses Wort zusammengesetzt, um die Kombination von Nebel (*fog*) und Rauch (*smoke*) zu beschreiben, die bei feuchten Inversionswetterlagen über Industriestädten hängt. Mittlerweile wird es jedoch auch für die Luftverschmutzung durch Kraftfahrzeugabgase verwendet, die durch Wetterbedingungen verstärkt wird.

Es gibt zwei Arten von Smog:

- Reduzierender Smog oder Wintersmog, der zu großen Teilen aus Feststoffen und Schwefeldioxid besteht und hauptsächlich aus der Kohleverbrennung entsteht. Er resultiert aus einer Kombination von unvollständiger Verbrennung, Nebel und kühlen Temperaturen.
- Photochemisch-oxidativer Smog, auch Photosmog oder Sommersmog genannt, für den Los Angeles berüchtigt ist, enthält in hohen Konzentrationen Ozon, Stickoxide und Kohlenwasserstoffe. Er ist ein oxidierendes Schadstoffgemisch, das hauptsächlich durch die Wechselwirkung von Kraftfahrzeugabgasen und starker Sonneneinstrahlung entsteht. Die im Becken von Los Angeles vorherrschende meteorologische Inversionswetterlage fördert diese Wechselwirkung nicht nur, sie hält die Schadstoffe auch am Boden fest.

Die luftverschmutzenden Bestandteile können wiederum in der Atmosphäre verändert werden. Schwefelwasserstoff und Stickstoffdioxid können beispielsweise zu Schwefel- beziehungsweise Salpetersäure oxidiert werden. Ozon entsteht aus einer zyklischen Reaktion zwischen Stickoxiden und Sauerstoff, bei der ultraviolettes Licht als Energielieferant und Kohlenwasserstoffe beteiligt sind:

$$NO_2 \xrightarrow{UV} NO + O$$

$$O_2 + O \longrightarrow O_3$$

$$2\,NO + O_2 \longrightarrow 2\,NO_2$$

Wie wirken diese Schadstoffe auf die menschliche Gesundheit sowie Tiere und Pflanzen in der Umwelt? Manche der akuten Effekte auf die menschliche Gesundheit sind aus verschiedenen Vorgängen der letzten

50 Jahre bekannt, die zu erhöhten Todesraten und Krankheitsfällen beim Menschen führten, so zum Beispiel im Tal der Maas in Belgien (1930), in Donora, Pennsylvania (1948), und in London (1952). In allen Fällen war das Gebiet erheblich verschmutzt, und es herrschten jeweils Inversionswetterlagen. Diese wirkten wie eine Käseglocke, so daß sich die Schadstoffe in der stehenden Luft anreicherten und toxische Konzentrationen erreichten. In Belgien starben 65 Menschen, in Donora 20. In London wurden dem Smog 4000 Todesfälle zugeschrieben (Abbildung 8.1). Es starben hauptsächlich ältere Menschen, die bereits an Atemwegs- oder Herzkrankheiten litten. Nach der Smogsituation in Belgien wurde vorhergesagt, daß eine ähnliche Situation in London zu 3200 zusätzlichen Todesfällen führen würde. Tatsächlich waren es dann 4000. Am schlimmsten Smogtag wurden durchschnittliche 1,34 ppm Schwefeldioxid und 4,5 Milligramm Rauch pro Kubikmeter gemessen. Eine andere Smogsituation in London führte 1962 zu 400 zusätzlichen Todesfällen. Es wurde geschätzt, daß eine Schwefeldioxidkonzentration von 0,25 ppm und eine Rauchkonzentration von 0,75 Milligramm pro Kubikmeter die Todesrate über das normale Maß hinaus ansteigen läßt.

Epidemiologische Studien am Menschen haben gezeigt, daß in Verbindung mit Smog Lungen- und Herz-Kreislauf-Krankheiten häufiger auftraten. Man glaubt, daß die Luftverschmutzung mit dem Lungenkrebs zu tun hat, der in Städten häufiger auftritt; es existieren jedoch viele unbekannte Faktoren, die möglicherweise beteiligt sind. Es wurde auch eine gewisse Korrelation zwischen anderen Krankheiten, zum Beispiel Herzkrankheiten, und dem Grad der Luftverschmutzung festgestellt. Eine chronische Luftverschmutzung verschlimmert mit Sicherheit bestehende Atemwegserkrankungen wie Erkältungen und kann sogar zu ihrer Entstehung beitragen. Der Einsatz von Luftfiltern bringt manchen empfindlichen Menschen Erleichterung. Eine frühe englische Studie zeigte eine eindrucksvolle Korrelation zwischen den Konzentrationen mancher Schadstoffe (des reduzierenden Typs) und dem Grad der Beschwerden von Patienten mit chronischer Bronchitis. Es wurde geschätzt, daß die Werte von Rauch und Schwefedioxid unter 0,25 Milligramm pro Kubikmeter beziehungsweise 0,19 ppm liegen müßten, um keine Antwortreaktionen hervorzurufen. Tatsächlich hängt die Todesrate bei chronischer Bronchitis mit der Menge von Schwefeldioxid und Staub zusammen.

Es gibt weniger Daten zu den Wirkungen der photochemisch-oxidativen Verschmutzung auf die menschliche Gesundheit. Eine Langzeitstudie untersuchte die Leistungen einer Leichtathletikmannschaft in

Los Angeles und registrierte die photochemisch-oxidativen Schadstoff-werte. Es wurde eine erstaunliche Korrelation zwischen der Menge oxidativer Schadstoffe in der Luft und Leistungsabfällen festgestellt; Wirkungen wurden noch bei Werten von 0,1 ppm festgestellt. Die durchschnittliche Menge von Oxidantien lag über 0,1 ppm, und die maximale stündliche Konzentration erreichte zu manchen Zeiten 0,6 ppm. Das durch eine Lungenfunktionsprüfung gemessene Atemvolumen ist bei Menschen, die in verschmutzten Gegenden wohnen, meßbar geringer. Solche Daten zeigen jedoch nicht, welcher Schadstoff hierfür verantwortlich ist; auch andere Faktoren können gleichermaßen wichtig sein.

Eine experimentelle Exposition von Versuchstieren oder freiwilligen Versuchspersonen mit einzelnen Schadstoffen zeigt toxische Wirkungen auf die Atemwege wie Konstriktionen und erhöhten Atemwegswiderstand. Zwischen Schadstoffen treten jedoch synergistische Effekte auf, wenn sie vermischt vorliegen. Die Reaktion zwischen Schwefeldioxid, Wasser und Ozon zum Beispiel, die Schwefelsäure erzeugt, wird durch die Anwesenheit von Kohlenwasserstoffen und Partikeln erleichtert. Schwefeldioxid ist ein Reizstoff – die tödlich wirkende Konzentration ist jedoch wesentlich größer als die Menge, die normalerweise bei einer Luftverschmutzung auftritt. Schwefeldioxidmengen, die größer als 0,05 ppm waren, wurden mit einem erhöhten Auftreten von Atemwegser-krankungen in Verbindung gebracht, eine chronische Belastung mit Mengen über 0,2 ppm mit einer erhöhten Sterberate. Eine Exposition mit Mengen von 1 bis 5 ppm ruft akutes Unwohlsein hervor. Rauch wirkt synergistisch mit Schwefeldioxid, so daß die Kombination von beiden einen größeren toxischen Effekt hat als jeder Bestandteil für sich.

Stickstoffdioxid und Ozon sind giftiger als Schwefeldioxid und reizen die Lungen schwer. Stickoxide entstehen in Kraftfahrzeugen und anderen Quellen und verursachen bei Konzentrationen von 5 bis 10 ppm Atemwegserkrankungen. In Los Angeles liegt die Konzentration der Stickoxide bei durchschnittlich 0,7 ppm.

Ozon verursacht Schäden an empfindlichen Pflanzen und schädigt Asthmakranke bei Konzentrationen von 50 ppb. Im Juli 1976 wurden in Großbritannien Ozonkonzentrationen von 260 ppb gemessen, und diese Werte bestanden über eine Woche. Die in Fabriken erlaubte Ozonkonzentration liegt bei 80 ppb.

Kohlenmonoxid, besonders aus Kraftfahrzeugen, ist ein weiterer Bestandteil der Luftverschmutzung. Obwohl chronisch toxische Effekte von Kohlenmonoxid nicht sicher sind, sind die akuten Effekte sehr bekannt (Kapitel 10). Kohlenmonoxid ist äußerst giftig; es konkurriert mit Sauerstoff sehr stark um die Bindung an Hämoglobin und vermindert so die Fähigkeit des Blutes, die Gewebe mit Sauerstoff zu versorgen. Dies führt zu Hirnschäden und, bei hohen Blutsättigungswerten, zum Tod. Eine chronische Exposition mit Kohlenmonoxid soll Herzschäden verursachen, indem es einen Sauerstoffmangel im Gewebe verursacht. Veränderungen des Blutdrucks, des Pulsschlages und der Herzleistung treten nach einer 30prozentigen Sättigung des Blutes mit Kohlenmonoxid auf, was bei einer ungefähren Konzentration von 75 ppm erreicht wird. Die Konzentration in der Luft kann in der Stadt bei etwa zehn bis 20 ppm liegen, was zu einer vier- bis achtprozentigen Sättigung führt. Expositionsraten von bis zu 100 ppm können jedoch unter besonderen Umständen erreicht werden, zum Beispiel bei Verkehrspolizisten. Diese Konzentrationen führen zu Schwindel, Kopfschmerzen und Erschöpfungszuständen. Konzentrationen von 120 ppm über eine Stunde oder 30 ppm über acht Stunden werden in den Vereinigten Staaten als gefährlich angesehen.

Kohlenmonoxid ist auch im Zigarettenrauch enthalten. Starkes Rauchen kann zu einer Konzentration von mehr als sieben Prozent Carboxyhämoglobin im Blut des Rauchers führen. Es ist unklar, ob die Exposition mit Kohlenmonoxid in der Umwelt über lange Zeit ein signifikantes Gesundheitsrisiko darstellt, obwohl es als ein wichtiger Faktor bei den Auswirkungen des Rauchens auf das Herz-Kreislauf-System gilt. In Los Angeles wurde eine positive Korrelation zwischen Kohlenmonoxidkonzentrationen und Herzinfarkten festgestellt, es gab jedoch noch andere Faktoren, die hierzu beigetragen haben. Manche Menschen jedoch, zum Beispiel solche mit einer Anämie, die wenig Hämoglobin im Blut haben, sind empfindlicher gegenüber Kohlenmonoxid als gesunde Menschen.

Die Verschmutzung, die über Kraftwerke und besonders Kraftfahrzeugabgase erfolgt, setzt auch Kohlenwasserstoffe frei. Diese können kanzerogen sein oder andere toxische Effekte ausüben. Die im Rauch enthaltenen Partikel können in den Lungen abgelagert werden. Dies hängt jedoch von der Partikelgröße ab (Kapitel 2). Es gibt jedoch keine verfügbaren Daten, was die Wirkungen dieser Schadstoffe auf die menschliche Gesundheit angeht. Es gibt derart viele Umweltfaktoren, die die menschliche Gesundheit nachteilig beeinflussen können, daß es schwierig ist, einem einzelnen Luftschadstoff einen Krankheitseffekt zuzuschreiben.

Saurer Regen

Schadstoffe können nicht nur verschiedene Wirkungen auf die menschliche Gesundheit ausüben, sie können auch für Pflanzen und Tiere in der Umwelt giftig sein. Manche dieser Wirkungen können im Experiment gezeigt werden. Ein besonderer Aspekt der Einflüsse, die Schadstoffe auf die Umwelt ausüben, und der in der letzten Zeit viel Aufsehen erregte, ist der saure Regen.

Dieser Ausdruck umschreibt den feuchten Niederschlag von Schwefel- und Salpetersäure mit Regen, Schnee oder Nebel und die trockene Ablagerung von Schwefeldioxid, Salpetersäure und Stickoxiden. Saurer Regen entsteht durch die Verbrennung fossiler Brennstoffe und durch verschiedene industrielle Prozesse, bei denen Schwefeldioxid und Stickoxide entstehen:

$$H_2O + SO_2 \xrightarrow[\text{Kohlenwasserstoffe}]{O_2,\ UV} H_2SO_4$$

$$NO_2 + H_2O \xrightarrow[\text{Ozon}]{H_2O,\ UV} HNO_3$$

Die Säuren können in Wolken enthalten sein und ihnen während der Regenbildung entzogen werden. Dieser Prozeß wird *wash out* genannt. Werden die Säuren durch den herabfallenden Regen aus der Atmosphäre entfernt, bezeichnet man dies als *rain out*.

Die Auswirkungen des sauren Regens konnten besonders in Skandinavien beobachtet werden, zum Teil wegen der besonderen Art des dort vorhandenen Erdreichs. Schweden erhielt beispielsweise 1980 circa 472000 Tonnen Schwefeldioxid. Es selbst hatte jedoch nur 240000 Tonnen produziert, von denen wiederum einiges an andere Länder abgegeben worden war, so daß Schweden 230000 Tonnen mehr aufnehmen mußte, obwohl es seine eigene Produktion gedrosselt hatte (1978 waren es noch 300000 Tonnen gewesen). Ohne Frage ist saurer Regen ein weltweites Problem, wobei die Verschmutzung von einem Land zum anderen transportiert wird. Großbritannien exportiert einen großen Teil seiner Schadstoffe nach Skandinavien und dem europäischen Festland (Abbildung 8.2), eine Tatsache, die mittlerweile auch von der stromerzeugenden Industrie des Landes gesehen wird. Mittlerweile wurde auch in Großbritannien selbst eine erhöhte Säurehaltigkeit des Bodens festgestellt, beispielsweise in Schottland und Snowdonia (Wales), wobei

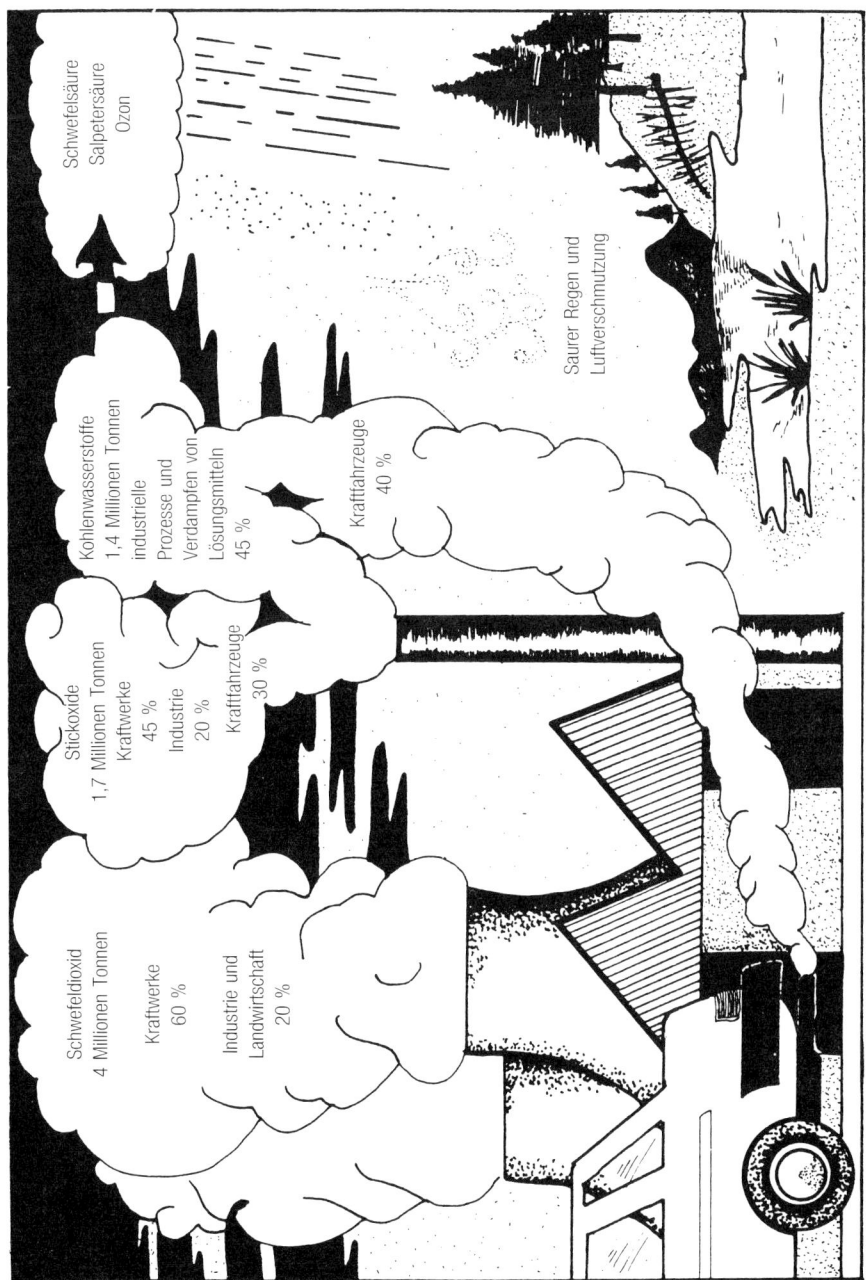

Schwefelsäure
Salpetersäure
Ozon

Saurer Regen und
Luftverschmutzung

Kohlenwasserstoffe
1,4 Millionen Tonnen
industrielle
Prozesse und
Verdampfen von
Lösungsmitteln
45 %

Kraftfahrzeuge
40 %

Stickoxide
1,7 Millionen Tonnen
Kraftwerke
45 %
Industrie
20 %
Kraftfahrzeuge
30 %

Schwefeldioxid
4 Millionen Tonnen
Kraftwerke
60 %
Industrie und
Landwirtschaft
20 %

8.2 Eine graphische Illustration der Probleme von Luftverschmutzung und saurem Regen, die in industrialisierten Ländern auftreten. Die Abbildung zeigt die Situation in Großbritannien. (Aus: „Why forests fear acid drops". *The Sunday Times* vom 24. November 1985.)

147

die Wirkungen des sauren Regens mit der Art seiner Verteilung zusammenhängen. Besonders die Art des Bodens ist wichtig: Die dünnen Erdschichten in manchen Teilen Skandinaviens oder die kalkarmen Böden des Odenwaldes haben nur eine geringe Pufferkapazität, folglich sind die Auswirkungen des sauren Regens größer. Säure kann sich auch mit der Zeit im Boden anreichern, so daß eine Verminderung der Säureabgabe nicht zu sofortigen Effekten führen würde.

Schwefel- und Stickoxide können Regen, Schnee und Nebel sauer werden lassen. Regen und Schnee säuern Erdreich und Grundwasser je nach Pufferkapazität mehr oder weniger an. Auch die Menge des Regen- oder Schmelzwassers ist wichtig. Ist sie sehr groß, so kann das Wasser die natürlichen Puffer im Boden überfluten oder sie sättigen. Das Wasser fließt dann in Flüsse und Seen, ohne daß es in besonderem Maße mit den Bikarbonaten und dem Humus in der Erde in Kontakt kommt, wodurch die Säure gepuffert würde. Als Folge hiervon werden Flüsse und Seen saurer. Auch moderne landwirtschaftliche Techniken, wie der Einsatz von Ammoniumsulfatdüngern, können den Säureanstieg unterstützen.

Die schließlich auftretende Acidität kann die Ursache für das Absterben mancher Organismen sein und verursacht ein Ungleichgewicht im Ökosystem. Wasser mit niedrigem pH-Wert setzt Metalle wie Cadmium und Blei aus dem Boden frei und löst Aluminiumsalze. Diese Metalle schädigen Pflanzen, wenn sie durch sie aufgenommen werden und können auch für Tiere giftig sein. Cadmium ist für Säugetiere extrem giftig: Eine chronische Exposition verursacht Nierenschäden, schädigt beim Menschen die Knochen und führt zu einer erhöhten Bruchanfälligkeit der Knochen, die als Itai-Itai-Krankheit bekannt ist (Kapitel 5).

Aus dem Erdreich ausgewaschenes und in sauren Gewässern gelöstes Aluminium wird unter anderem für das Fischsterben in skandinavischen Seen und Flüssen verantwortlich gemacht. Einer der empfindlichsten Angriffspunkte hierbei ist der Vermehrungszyklus. Es ist noch unklar, wieviel Schaden die nasse Verteilung von Säuren bei Pflanzen – besonders Bäumen – anrichtet. Die trockene Verteilung von Schwefeldioxid kann die Blätter direkt schädigen.

Viele Baumarten in Westdeutschland sind ernsthaft geschädigt; manche schätzen, daß 87 Prozent der Fichten betroffen sind. Dies wird mittlerweile der Verschmutzung zugeschrieben. Dem Waldsterben kann auch eine Kombination mehrerer Faktoren zugrunde liegen. So wird ständig diskutiert, ob der Hauptgrund hierfür die Übersäuerung des Bodens und die Freisetzung toxischer Metalle oder aber eine direkte

Schädigung der Blätter oder Nadeln ist. Verschmutzte Luft enthält eine Anzahl verschiedener Schadstoffe. Es scheint jedoch so zu sein, daß – eher noch als Schwefeldioxid – das Ozon direkt toxisch auf Bäume wirkt. Saures Grundwasser löst nicht nur toxische Metalle, die der Baum dann aufnimmt, es löst auch essentielle Nährstoffe, die dem Erdreich dann fehlen.

Die meisten auf diesem Feld tätigen Wissenschaftler stimmen darin überein, daß der gesamte Schadstoffausstoß – sowohl der aus Kraftwerken als auch der aus Kraftfahrzeugen – so weit wie möglich reduziert werden muß, auch wenn noch nicht geklärt ist, welche Stoffe die wichtigsten sind. Manche Wissenschaftler und Regierungen argumentieren jedoch, daß eine Reduzierung des Schwefeldioxids nur einen geringen Effekt haben wird, wenn der entscheidende Faktor in der Luft, der die Umwandlung von Schwefeldioxid und Stickoxiden zu Schwefel- beziehungsweise Salpetersäuren katalysiert, die Ozon- oder Kohlenwasserstoffkonzentration ist.

Es ist jedoch möglich, einen Teil des Schwefeldioxids aus dem Rauch zu entfernen, der vor, während und nach der Verbrennung fossiler Brennstoffe entsteht. In ähnlicher Weise kann der Ausstoß von Kohlenmonoxid, Stickoxiden und Kohlenwasserstoffen aus Kraftfahrzeugen durch Katalysatoren reduziert werden. Sie werden bereits in einigen Ländern eingesetzt. In den Vereinigten Staaten reduzierten sich zwischen 1970 und 1983 die Emissionen von Kohlenmonoxid und Kohlenwasserstoffen bei Neuwagen um 90 Prozent, von Stickoxiden um 75 Prozent. Stickoxide und Kohlenwasserstoffe aus Autoabgasen tragen zur bodennahen Produktion von Ozon und zur Bildung des sauren Regens bei. Britische Wissenschaftler aus Harwell meinen, daß der beste Weg zur Senkung der Ozonkonzentration die Verringerung der Kohlenwasserstoffe aus Autoabgasen sei.

Bisher haben wir die toxischen Wirkungen von Ozon in bodennahen Luftschichten betrachtet. Geben hier steigende Konzentrationen Anlaß zur Sorge, ist es bei der Ozonschicht in der Stratosphäre (in zehn bis 50 Kilometer Höhe) gerade umgekehrt: Sinkt die Ozonkonzentration dort zu stark, erreicht mehr ultraviolette Strahlung die Erde, wo sie zum Beispiel eine erhöhte Hautkrebsrate verursacht. Fluorchlorkohlenwasserstoffe, die als Treibgase verwendet werden, gelten als eine der Ursachen, die zu einer Verringerung des Ozons in der Stratosphäre beitragen.

Wenn das tatsächliche Ausmaß und die ökonomischen Konsequenzen der – an Gebäuden und Metallkonstruktionen sowie an Bäumen und Menschen – entstehenden Schäden, die diese Schadstoffe verursachen, einmal bekannt werden, dann könnten die Regierungen Gesetze verabschieden, die eine effektive Reduzierung des Schadstoffausstoßes aus allen Quellen bewirken.

Blei

Ein anderer wichtiger Umweltschadstoff ist Blei, dessen Giftigkeit seit Jahrhunderten bekannt ist. Seine Toxizität war mit Sicherheit um 300 vor Christus bekannt, da Hippokrates zu dieser Zeit einen Fall von Bleivergiftung beschrieb. Seit Jahrhunderten sind Arbeiter Blei beruflich bei der Gewinnung oder Verhüttung ausgesetzt. Bleivergifungen könnten sogar zum Untergang des Römischen Reiches beigetragen haben: In römischen Skeletten aus dieser Zeit wurden große Bleimengen gefunden.

Die Verschmutzung durch Blei entsteht hauptsächlich durch Autoabgase, industrielle Prozesse, Batterien und Mineralien. Auch Insektizide aus Bleiarsenat tragen zu seiner Verbreitung in der Umwelt bei. Der Gebrauch von Kesseln, die mit Blei beschichtet waren oder ganz aus ihm bestanden, war in früheren Zeiten eine Quelle. Während der Industriellen Revolution wurden Bleivergiftungen durch die Industrie häufig; allein in Großbritannien gab es am Ende des 19. Jahrhunderts 1000 Fälle pro Jahr. Eine relativ neue Studie der Europäischen Gemeinschaft zeigte, daß in Glasgow zehn Prozent der Säuglinge mehr als 0,3 Mikrogramm pro Milliliter Blei im Blut haben, was zeigt, daß das Problem immer noch aktuell ist.

Blei wird über die Nahrung, die Lungen und Wasser aufgenommen, und obwohl die in der Nahrung gefundenen Bleimengen größer sein können als die in der Luft, wird doch mehr über die Lungen als über den Darm resorbiert. Kinder sind empfindlicher als Erwachsene, da sie größere Mengen über den Magen-Darm-Trakt resorbieren.

Es wurde geschätzt, daß in Großbritannien 98 Prozent des in der Luft befindlichen Bleis aus verbleitem Benzin stammen; die Bleikonzentrationen in der Luft korrelieren mit dem jeweiligen Verkehrsaufkommen. Das Blei aus den Autoabgasen entstammt dem Tetraethylblei, einer Verbindung, die als Antiklopfmittel dem Benzin zugesetzt und im Motor zu Blei umgewandelt wird. Manche Menschen, zum Beispiel Verkehrspolizisten, können – da sie den Autoabgasen verstärkt ausgesetzt sind – höhere Blutbleispiegel besitzen als ein durchschnittliches Mitglied der Stadtbevölkerung. Auch Zigarettenrauch ist eine Quelle für inhaliertes Blei.

Zu Beginn des 20. Jahrhunderts wurden weitverbreitete Bleivergiftungen bei Kindern bekannt, vor allem bei solchen, die unter ärmlichen Lebensbedingungen in Slumgebieten der Vereinigten Staaten wohnten. Dieses Blei entstammte hauptsächlich Farben, die relativ große Bleimengen enthielten. Die Farbe wurde von den Kindern über die Nahrung, mit den Händen oder vielleicht auch dadurch aufgenommen, daß sie abgeblätterte Farbe in den Mund steckten.

Die schlimmste Auswirkung einer Bleivergiftung bei Kindern ist die Encephalopathie, die mit verzögerten mentalen Reaktionen einhergeht. Schlaganfälle und zerebrale Lähmungen können das ganze Leben über auftreten. Blei greift das Nervensystem an, das bei kleinen Kindern besonders empfindlich ist. Man fragt sich, ob nicht bereits eine einmalige Vergiftung ausreicht, um bei Kindern dauerhafte Schädigungen hervorzurufen.

Nach seiner Resorption gelangt das Blei ins Blut, wo es zu 97 Prozent von den roten Blutkörperchen aufgenommen wird. In den roten Blutkörperchen liegt die Halbwertszeit von Blei bei zwei bis drei Wochen. Ein Teil des Bleis wird an Leber und Nieren abgegeben und dann über die Galle ausgeschieden oder in den Knochen abgelagert. In den Knochen wird das Blei in den Hydroxyapatitkristallen eingelagert.

Aufgrund dieser Ablagerung in Knochen und Zähnen ist es möglich, zurückliegende Bleiexpositionen durch Röntgenuntersuchungen festzustellen. Ebenso lassen sich Bleivergiftungen und -expositionen mittels Urin- und Blutuntersuchungen feststellen, da die Menge im Blut die augenblickliche Exposition aufzeigt.

In den Vereinigten Staaten liegen die Blutbleispiegel normalerweise zwischen 0,15 und 0,7 Mikrogramm pro Milliliter und im Durchschnitt bei 0,3 Mikrogramm pro Milliliter. Eine Encephalopathie tritt bei ein bis zwei Mikrogramm pro Milliliter auf. Biochemische Effekte können jedoch bereits bei niedrigen Konzentrationen beobachtet werden. Blei beeinflußt die Häm- und Porphyrinsynthese; seine Wirkungen auf die Enzyme dieses Reaktionsweges sind nachweisbar (Abbildung 8.3). Auch die Myoglobinsynthese und das Cytochrom P450 können betroffen sein. Aus den Wirkungen auf die Porphyrinsynthese resultiert eine Verringerung der Hämoglobinkonzentration sowie das Auftreten von Coproporphyrin und von Aminolaevulinsäure (ALA) im Urin.

Das freie Erythrocyten-Protoporphyrin wird erhöht, die Aminolaevulinatdehydrase (ALAD) wird inhibiert. Die Hemmung von ALAD

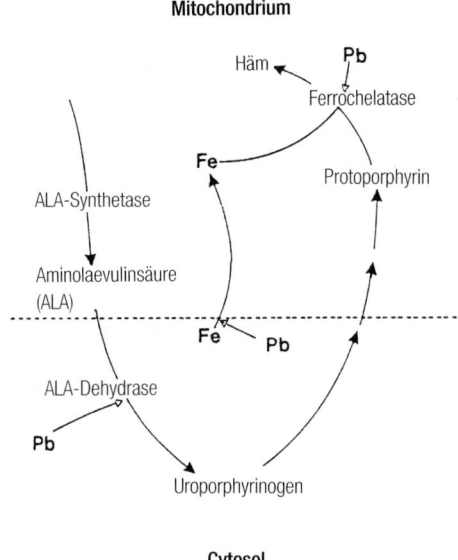

Mitochondrium

Häm

Pb

Ferrochelatase

Fe

Protoporphyrin

ALA-Synthetase

Aminolaevulinsäure
(ALA)

Fe

Pb

ALA-Dehydrase

Pb

Uroporphyrinogen

Cytosol

8.3 Die Hämsynthese in Säugetiererythrozyten. Es werden die Zeitpunkte dargestellt, an denen Blei (Pb) mit diesem synthetischen Reaktionsweg reagiert.

ist die empfindlichste Meßmethode für eine Exposition. Beim Menschen besteht eine Korrelation zwischen dem Blutbleispiegel und dem Grad der Enzyminhibierung. Bei einem Blutbleispiegel von 0,4 Mikrogramm pro Milliliter wird ALAD bis zu 50 Prozent gehemmt. Bei Konzentrationen von 0,6 bis 0,8 Mikrogramm pro Milliliter ist der Effekt größer und leichte Symptome treten auf; bei Konzentrationen von 0,8 Mikrogramm pro Milliliter bis ein Mikrogramm pro Milliliter bestehen deutlichere klinische Symptome; ein bis zwei Mikrogramm pro Milliliter führen zu einer Encephalopathie. Die Symptome sind unspezifisch: Koliken und Schmerzen im Magen-Darm-Bereich, Erschöpfung und Verstopfung, später tritt eine Anämie auf. Nach längerer Exposition zeigen sich Störungen des zentralen Nervensystems. Der Blutbleispiegel steigt, und der ALAD-Wert fällt nach wenigen Expositionstagen. Der ALA- und der Coproporphyrinwert steigen nach zwei Wochen an.

Blei beeinflußt die Hämsynthese über die Enzyme Ferrochelatase, Aminolaevulinsynthetase (ALAS) und die Aminolaevulinatdehydrase sowie über die Aufnahme von Eisen in die Mitochondrien. Eine erhöhte Ausscheidung von ALA über den Urin ist ein Anzeichen für eine Bleiexposition. 1970 besaßen in New York und Chicago zehn Prozent aller Kinder Blutbleispiegel von 0,6 Mikrogramm pro Milliliter. Viele dieser Kinder lebten unter guten Bedingungen. Wie bei einer Exposition mit Kohlenmonoxid sind anämische Menschen, die eine geringe Hämoglobinkonzentration und weniger rote Blutkörperchen haben, einem größeren Risiko ausgesetzt, da ihre Bleibelastbarkeit niedriger und die Hämoglobinmenge bereits gering ist. Aus einer Bleiexposition kann wegen der Inhibierung der Hämoglobinsynthese und der Zerstörung roter Blutkörperchen eine Anämie resultieren.

Die Messung der ALAD-Inhibierung ist eine äußerst empfindliche Methode, um eine Bleiexposition abzuschätzen, während die Anwesenheit von Hämoglobin und Coproporphyrin im Urin nur nach schweren Schäden auftritt. Die beste Methode, um eine Bleivergiftung festzustellen, ist die Bestimmung von ALA im Urin.

Bei Kindern verursacht Blei nach chronischer Exposition außer Schäden des zentralen Nervensystems und Behinderung der Hämsynthese auch Skelettschäden. In den Wachstumszonen der langen Knochen sind bandartige Verdichtungen zu erkennen; auch die Knochenform kann verändert sein. Eine chronische Exposition zeigt sich auch in einem Bleisaum des Zahnfleischs.

Eine akute Bleiexposition kann auch Nierenschäden verursachen, während eine chronische Exposition zu einer interstitiellen Nierenentzündung führen kann. Dies kann der Grund für die Nierenentzündungen sein, die nach dem Genuß von schwarz gebranntem Whisky auftraten: Die Destilliergeräte enthielten Bleiröhren oder waren mit Bleilot verlötet.

Ob das in der Stadtluft enthaltene Blei eine wirkliche Bedrohung für die geistige Gesundheit von Kindern darstellt, wird kontrovers diskutiert. Barltrop glaubt nicht, daß die Daten eine eindeutige Beziehung zwischen der Bleibelastung des Körpers und verringerten Intelligenzquotienten bei Kindern aufzeigen. Es kann allerdings auch sehr schwer sein, eine solche Beziehung nachzuweisen. In Großbritannien gab es hierzu drei Untersuchungen: von der DHSS, einer königlichen Kommission und dem Medical Research Council. Alle kamen zu dem Ergebnis, daß die vorliegenden Untersuchungen zu diesem Aspekt von Bleivergiftungen nicht zufriedenstellend waren. Zur Zeit werden Studien durchgeführt, die bei Blutbleispiegeln von 0,4 bis 0,8 Mikrogramm pro Milliliter Funktionen des zentralen und peripheren Nervensystems untersuchen. Es wurde vermutet, daß subklinische Erkrankungen des zentralen und peripheren Nervensystems sowie der Niere auf eine Langzeitexposition mit Mengen zurückzuführen sind, denen die städtische Bevölkerung ausgesetzt ist, dies ist jedoch – wenn überhaupt – an der menschlichen Bevölkerung nur sehr schwer zu beweisen.

Bisher haben wir nur anorganisches Blei berücksichtigt, organisches Blei ist jedoch vermutlich noch giftiger, da es fettlöslich ist und somit gut resorbiert wird. Triethylbleiverbindungen, die bei der Verbrennung von tetraethylbleihaltigem Benzin entstehen, werden beispielsweise sofort über die Haut aufgenommen und wandern ins Gehirn, wo sie eine Encephalopathie verursachen. Dies war bei einigen Arbeitern der Fall, die in Fabriken arbeiteten, in denen Tetraethylblei hergestellt wurde. Die Symptome der schnell eintretenden Wirkungen sind Halluzinationen und Ataxie (Störungen in der Bewegungskoordination).

Zur Zeit ist es unklar, in welchem Maße die Bleimengen in Luft, Nahrung und Wasser die Gesundheit von Kindern und Erwachsenen gefährden. Sowohl in Tierversuchen als auch in Untersuchungen am Menschen wurde gezeigt, daß Blei hochgiftig ist und daß die Mengen, denen viele von uns ausgesetzt sind, Auswirkungen auf biochemische Reaktionswege haben. Es ist nur vernünftig, wenn wir die Exposition mit diesem toxischen Metall so weit wie möglich verringern, indem wir seinen Gebrauch einschränken und seinen Ausstoß in die Umwelt reduzieren.

Wasserverschmutzung

Das Wasser in Flüssen, Seen und Meeren kann direkt über die Einleitung von Abwässern aus der Industrie und Haushalten, aber auch durch Pestizide und Düngemittel aus der Landwirtschaft verschmutzt werden, die vom Regen ausgewaschen werden. Im Regen können sich auch Substanzen aus der Atmosphäre anreichern. Industriebetriebe lagern Giftmüll manchmal in unterirdischen Behältern. Lecken diese Behälter, so führt dies zu einer Kontaminierung des Grundwassers.

Manche wasserverschmutzende Stoffe, wie Düngemittel aus der Landwirtschaft und organisch belastete Abwässer der Lebensmittelindustrie, führen zu einem übermäßigem Nährstoffgehalt des Wassers. Als Folge dieser sogenannten Eutrophierung kommt es zu einer extremen Vermehrung von Algen und anderen Wasserpflanzen. Schließlich ersticken die anderen Lebensformen, die verfügbaren Nährstoffe sind verbraucht. Die Algen sterben dann ab und werden von aeroben Bakterien zersetzt, die wiederum den Sauerstoff im Wasser verbrauchen. Daraufhin erscheinen anaerobe Bakterien, die sich von den verwesenden Pflanzenresten am Grund des Flusses oder Sees ernähren. Diese Bakterien produzieren Giftstoffe, die – gemeinsam mit dem Sauerstoffmangel – das Wasser umkippen lassen, so daß Fische und andere Wasserorganismen sterben.

Menschen, Tiere und Pflanzen können schadstoffbelastetem Wasser auf verschiedene Weise ausgesetzt sein: Sie können es trinken, in ihm leben oder sich von belasteten Wasserorganismen ernähren. In den westlichen Ländern ist das Trinkwasser normalerweise stark geklärt, in weniger entwickelten Ländern ist dies nicht immer der Fall. Allerdings werden manche toxische Substanzen, wie zum Beispiel Schwermetalle, durch die üblichen Maßnahmen zur Klärung des Wassers nicht vollständig entfernt.

Schadstoffe im Wasser können Organismen in der Umwelt auf verschiedene Weise schädigen. Ausreichend hohe Konzentrationen einer toxischen Verbindung können die meisten oder alle Organismen eines Gebiets abtöten. Dieses Gebiet kann jedoch mit der Zeit wieder von Organismen aus einem anderen Gebiet bevölkert werden. Andere, noch gefährlichere Schadstoffe können auch den Reproduktionszyklus mancher Organismen auf bestimmte Weise schädigen. Fischeier beispielsweise reagieren auf toxische Verbindungen schon in geringen Mengen sehr empfindlich, was zu einer Verminderung der Fischpopulation führen kann.

Schadstoffe können noch auf andere Weise die Umwelt beeinflussen: Sie gelangen in die Nahrungskette (siehe unten), wobei sie den in der Kette untenstehenden Organismen keinen Schaden zufügen, die Fleischfresser an der Spitze der Kette jedoch möglicherweise töten oder ihren Reproduktionszyklus beeinflussen. Stabile Verbindungen wie Methylquecksilber und DDT treten in Nahrungsketten ein und agieren auf diese Weise.

Befindet sich der Schadstoff einmal in der Umwelt, kann er durch chemische oder biochemische Prozesse verändert werden. Zwei wichtige Aspekte der Umweltverschmutzung sind also das Einbeziehen von Nahrungsketten und die Veränderung der Verbindung durch die Umwelt selbst.

Nahrungsketten

Ein Landtier wird einer toxischen Substanz am wahrscheinlichsten über seine Nahrung ausgesetzt. Über die Nahrungskette sind Tier und Mensch persistenten Schadstoffen ausgesetzt. Substanzen können in einem Biotop oder einer Spezies beständig sein, in anderen jedoch nicht; dies hängt von den jeweiligen Eigenschaften des Systems ab. Die Nahrungskette kann Schadstoffe aus dem Wasser, der Erde und der Luft enthalten.

Es gibt – vereinfacht gesagt – zwei Hauptarten von Nahrungsketten: die eine beruht auf dem Abweiden von Pflanzen, und die andere, die sogenannte detritivore Nahrungskette, auf dem Verzehr abgestorbener organischer Substanz. Eine auf Pflanzenbasis beruhende Nahrungskette beginnt damit, daß ein Herbivor Pflanzen frißt, dann von einem Carnivoren gefressen wird, der selbst wieder einem Fleischfresser als Nahrung dienen kann (Tabelle 7.3). (In Wirklichkeit sind die Nahrungsketten nicht voneinader isoliert, sondern über komplizierte Wechselbeziehungen zu einem Nahrungsnetz verwoben.)

Die Schadstoffmengen in den einzelnen Spezies können auf jeder trophischen Stufe (Tabelle 7.3) gemessen und verglichen werden, um Anreicherungsfaktoren zu ermitteln. (In Kapitel 7 ist die Anreicherung von DDT bei Lappentauchern beschrieben.) Die Ergebnisse müssen allerdings mit Vorsicht interpretiert werden. So kann die Art der Probenahme zu unterschiedlichen Interpretationen führen. Idealerweise sollte die Probenahme nach dem Zufallsprinzip erfolgen, dies ist jedoch nicht immer so. Werden Tierkadaver gesammelt, so können die Konzentrationen eines Schadstoffs in ihnen – je nach Todesursache – sehr unterschiedlich sein. Die Schadstoffkonzentration in lebenden Tieren kann mindestens so wichtig sein wie die in Tieren, die an unbekannten Ursachen sterben. Dies ist so, da der Schadstoff auch unterschwellige Wirkungen auf die Population haben kann, etwa auf das Brutverhalten oder die Eiproduktion, was die ganze Population betreffen wird.

Die bloße Anwesenheit einer Chemikalie in der Umwelt bedeutet nicht unbedingt, daß eine signifikante Verschmutzung stattgefunden hat. Genausowenig muß die Anwesenheit einer Chemikalie in einem Organismus toxische Effekte nach sich ziehen. Die Nachweismöglichkeiten für kleinste Mengen toxischer Verbindungen zwingen zu einer vernünftigen Bewertung und Interpretation dieser Daten.

Im Gegensatz zu den kontrollierten Versuchen im Labor kann eine Exposition in der Umwelt häufig ungleichmäßig erfolgen. Schadstoffe erreichen nicht immer einen stabilen Zustand; ihre Konzentration kann sowohl räumlich als auch zeitlich sehr stark schwanken. Wie bereits erwähnt, kann die Beständigkeit einer Chemikalie in unterschiedlichen Spezies und Ökosystemen variieren. Zum Beispiel wurde berichtet, daß kleine Säugetiere geringe Konzentrationen chlororganischer Insektizide enthalten, während die Vögel, die sich von ihnen ernähren, sehr hohe, unter Umständen sogar tödliche Konzentrationen aufweisen. Dem können metabolische Unterschiede der beiden Spezies zugrunde liegen: Das Säugetier kann die Substanz relativ schnell ausscheiden, während der Vogel dazu nicht in der Lage ist und die Substanz sich so anreichern kann. Auch hier können Probenahmen wichtig für das Studium dieses Problems sein, da Fleischfresser ihre Beute in einem großen Gebiet finden können, in dem die Exposition sehr unterschiedlich sein kann. Klar ist, daß sich die Umwelttoxikologie mit komplexen Systemen beschäftigt, für die nur sehr schwer Vorhersagen getroffen werden können.

Obwohl die Wirkungen von Schadstoffen auf einzelne Personen häufig als die wichtigsten angesehen werden, können Effekte auf die Gesamtbevölkerung ökologisch und biologisch wichtiger sein. Folglich ist ein Schadstoff, der die Vermehrung einer Spezies reduziert oder gar stoppt, wichtiger als ein Schadstoff, der zwar akut giftiger ist, aber nur den Tod älterer, anfälligerer Mitglieder einer Spezies verursacht. Letzteres ist zwar offensichtlich besorgniserregender, hat jedoch geringere Auswirkungen auf die Population, wenn die Opfer nicht mehr vermehrungsfähig waren. Die toxische Verbindung ist dann nur eine von vielen Todesursachen. Tatsächlich vermehren sich nicht alle Mitglieder einer Population, und so kann ein Schadstoff geringere Auswirkungen haben als erwartet, wenn er nur zum Tod einiger Mitglieder dieser Population führt.

Ein Beispiel, das diesen Effekt auf den Vermehrungszyklus und das Problem persistenter Pestizide in Nahrungsketten illustriert, ist die Wirkung von chlororganischen Insektiziden auf die Eischalen von Greifvögeln (Kapitel 7). Der Greifvogel steht an der Spitze der Nahrungskette und kann so die höchste Schadstoffkonzentration enthalten. Die Wanderfalkenpopulation ging in Großbritannien zwischen 1955 und 1962 stark zurück. Zur gleichen Zeit stieg die Zahl der zerbrochenen Eier, da die Eischalendicke abnahm. Es besteht eine lineare Beziehung zwischen der Eischalenstabilität und dem Dickeindex. Wanderfalkeneier, die zwischen 1970 und 1974 untersucht wurden, besaßen einen geringeren Dickeindex und eine geringere Stabilität als die zwischen 1850 und 1942 untersuchten.

Das DDE, ein Metabolit des DDT, ist vermutlich ein Grund für diese verminderte Dicke. Auch direkte toxische Auswirkungen von Dieldrin auf Falken wurden als ein weiterer Grund für den Rückgang der Population angenommen. In Gebieten wie Nordschottland gab es einen höheren Eischalendickeindex und niedrigere DDE-Konzentrationen als in südlicheren Gebieten Großbritanniens. Aus den Vereinigten Staaten stammen ähnliche Daten über Turmfalken – auch hier wurde eine Korrelation zwischen Eischalendicke und der DDE-Konzentration beobachtet (Abbildung 7.2).

Ionisierte, wasserlösliche und mit Wasser mischbare Schadstoffe können gelöst vorliegen, während hydrophobe Verbindungen Suspensionen oder Aggregate bilden und sich wie der bekannte Ölschlamm nicht oder nur sehr schwer verteilen. Obwohl wasserlösliche Substanzen eine ausreichend hohe Konzentration erreichen können, um auf Wasserorganismen und den Menschen akut toxisch zu wirken, werden sie schließlich verdünnt, wenn sie sich nicht in einem geschlossenen System befinden. Solche Verbindungen reichern sich nur selten in Organismen an. Hydrophobe Substanzen verhalten sich allerdings anders. Substanzen, die nicht polar und eher fett- als wasserlöslich sind, werden leicht von lebenden Organismen resorbiert, besonders von solchen Lebewesen, die große Mengen Wasser auf der Nahrungssuche durch ihre Kiemen filtern.

Kleine Organismen wie Wasserflöhe und Zooplankton werden folglich mit lipophilen Schadstoffen wie DDT kontaminiert. Diese kleinen Organismen werden dann von anderen, größeren Organismen wie kleinen Fischen gefressen, und der Schadstoff tritt in das Fettgewebe dieses größeren Organismus ein. Werden die kleinen Organismen in großen Mengen aufgenommen, und wird die Verbindung nicht vollständig ausgeschieden, so kann die Konzentration dieser Substanz im größeren Organismus zunehmen. Dieser Prozeß wiederholt sich in jedem größeren Organismus, bis sich im Fleischfresser am Ende der Nahrungskette eine so hohe Konzentration der Substanz ansammelt, daß er toxische Effekte erleidet (Tabelle 7.3; Abbildung 8.4). Nahrungsketten können Schadstoffen aus Luft, Erde, Wasser und Nahrung ausgesetzt sein. Ein wichtiger Aspekt jeder Nahrungskette ist daher, in welchem Ausmaß die Substanz einer Bioanreicherung unterliegt, wenn sie sich in der Nahrungskette nach oben bewegt. Auch die Tatsache, daß die Verbindung in den niedrigen Konzentrationen, die Organismen am unteren Ende der Kette belasten, ungiftig sein kann, ist von Bedeutung: Sie überleben und kontaminieren die Fleischfresser am oberen Ende der Kette.

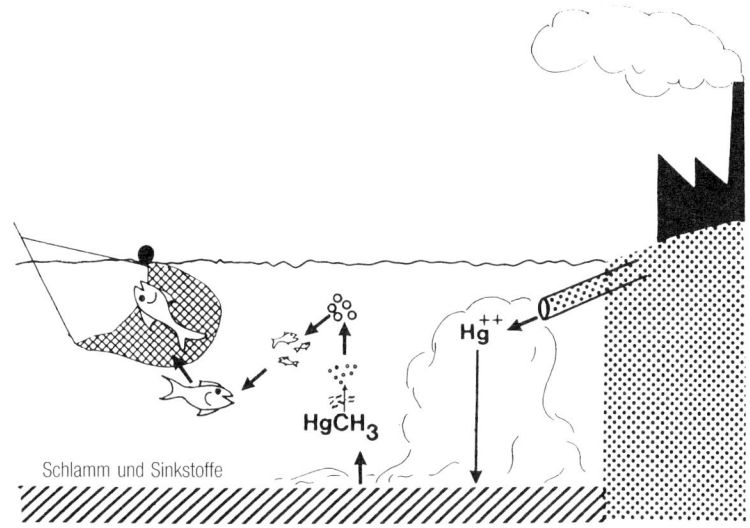

8.4 Die Abbildung zeigt, wie in Flüssigkeit gelöstes anorganisches Quecksilber in die Nahrungskette aufgenommen wurde und zur Vergiftung mehrerer hundert Anwohner der Minamata-Bucht in Japan führte. Das anorganische Quecksilber wurde durch Mikroorganismen im anaeroben Schlamm am Grund der Bucht methyliert, wurde so fettlöslicher und leicht von lebenden Organismen aufgenommen.

Die wichtigsten Eigenschaften einer Substanz, die in eine Nahrungskette eintritt, sind ihre Fettlöslichkeit und ihre metabolische Stabilität in einem biologischen System. Sie bestimmen das Maß, in dem die Verbindung vom Organismus aufgenommen wird sowie ihre Fähigkeit, sich im Fettgewebe abzulagern und dort zu verbleiben, bis der Organismus einem Fleischfresser zum Opfer fällt. Hydrophile Substanzen, die polar und geladen sind, können von Organismen aufgenommen werden, werden jedoch oft schnell wieder ausgeschieden; mit lipophilen Schadstoffen, die resorbiert und dann rasch zu polaren Metaboliten verstoffwechselt werden, geschieht dies zumeist auch – sie verbleiben nicht im Organismus und werden auch nicht an Fleischfresser weitergegeben. Dies zeigt wieder einmal die Bedeutung physikochemischer Eigenschaften in der Toxikologie.

Obwohl manche Umweltschadstoffe ursprünglich nicht lipophil sind, können sie durch Mikroorganismen, Pflanzen oder höhere Tiere zu lipophilen Metaboliten verstoffwechselt werden, die persistenter sind. DDT ist hierfür ein Beispiel: Sein Metabolit DDE ist fettlöslicher und wesentlich persistenter (Abbildung 7.1 und Tabelle 7.2). Ein anderes Beispiel ist Methylquecksilber.

Quecksilber und Methylquecksilber

Quecksilber ist, wie Blei, ein hochgiftiges Metall, dessen toxische Eigenschaften seit Jahrhunderten bekannt sind. Der Ausdruck „verrückt wie ein Hutmacher" hat seinen Ursprung in den Wirkungen von Quecksilbersalzen, mit deren Hilfe Hutfilz hergestellt wurde, auf die ihnen ausgesetzten Hutmacher. Quecksilber und seine Salze wurden für die Behandlung von Syphilis eingesetzt. Quecksilber liegt in drei verschiedenen Formen vor: elementar, organisch und anorganisch. Alle Formen sind auf unterschiedliche Weise giftig.

Elementares Quecksilber (Hg^0), das häufig in wissenschaftlichen Instrumenten enthalten ist, wird als Dampf resorbiert und ist hochgiftig. Quecksilber verdampft selbst bei Raumtemperatur vollständig. Eine Exposition mit diesen Dämpfen kann zu einer Schädigung des Zentralnervensystems führen. Anorganisches Quecksilber (Hg^+ und Hg^{2+}) aus Quecksilbersalzen wird nicht vollständig resorbiert; findet es jedoch Eingang in den Körper, so verursacht es hauptsächlich Nierenschäden. Organische Quecksilberverbindungen ($R\text{-}Hg^+$) werden von lebenden Organismen vollständig resorbiert und sind daher gefährlicher als anorganisches Quecksilber. Wie beim elementaren Quecksilber ist das Zielorgan das Zentralnervensystem.

Die verschiedenen Formen von Quecksilber können über grundsätzlich ähnliche Mechanismen agieren, indem nämlich das Metall oder seine Ionen mit Thiolgruppen reagieren. Diese Thiolgruppen können Teil eines Proteins sein, zum Beispiel eines Enzyms; Quecksilber ist folglich ein potentieller Inhibitor für Enzyme, in denen die SH-Gruppe wichtig ist. Die Unterschiede in der Toxizität der drei Quecksilberformen beruhen auf ihrer unterschiedlichen Verteilung. Elementares Quecksilber wird vollständig über die Lungen aufgenommen und in den roten Blutkörperchen zu Hg^{2+} oxidiert. Hg^0 wird auch vollständig vom Gehirn und vom Fetus aufgenommen, wo es ebenfalls zu Hg^{2+} oxidiert wird. Das Quecksilber wird dann – aufgrund seiner Ionisierung – an diesen Orten festgehalten. Elementares Quecksilber verursacht folglich hauptsächlich neurologische Schäden.

Anorganisches Quecksilber kann die Blut-Hirn-Schranke nicht überwinden, erreicht jedoch die Nieren, die es folglich am meisten schädigt. Organisches Quecksilber ist ausreichend fettlöslich, um im zentralen Nervensystem verteilt zu werden, wo es dann zu Hg^{2+} oxidiert wird und hauptsächlich neurologische Schäden verursacht. Obwohl also alle drei Formen von Quecksilber vermutlich aufgrund ihrer Bindung an Thiol-

gruppen in Proteinen toxisch wirken, führen die Unterschiede in der
Verteilung zu Unterschieden in der Art der Toxizität. Dies zeigt wieder, wie wichtig die Verteilung für die Toxizität von Fremdsubstanzen
ist.

Die Quecksilberexposition war über lange Zeit eher ein berufliches
als ein Umweltrisiko, in neuerer Zeit wurde Quecksilber jedoch auch zu
einem Umweltschadstoff, und zwar wegen des Einsatzes von Fungiziden, die organisches Quecksilber enthalten, und durch den Einsatz von
Quecksilber bei der Herstellung von Kunststoffen, Papier und Batterien, was zur Folge hat, daß kontaminierte Abwässer in Seen und Flüsse
geleitet werden. Es wurden hohe Konzentrationen gefunden, so zum
Beispiel im Wasser nahe einer Batterienfabrik in Michigan, in dem – bei
einem Grenzwert von 5 ppb – Konzentrationen von 1000 ppm gefunden
wurden. Quecksilber wurde auch schon in der Luft entdeckt, es
stammte vermutlich aus industriellen Prozessen. Die Emission anorga-
nischer Quecksilberverbindungen war früher erlaubt, da man dachte,
daß sie relativ harmlos seien und sich leicht verteilen.

Der Gebrauch von quecksilberhaltigen Fungiziden führte über ein
Auswaschen der Felder durch den Regen zu einer Wasserverschmutzung. Andere Quecksilberquellen in der Umwelt sind Zellstoff- und
Chloralkalifabriken. Diese und möglicherweise noch andere Quellen
waren wohl für die starke Kontaminierung von Süßwasserfischen verantwortlich, die schwedische Wissenschaftler entdeckten. Wie bei anderen in der Umwelt auftretenden Substanzen tritt eine Biokonzentra-
tion in der Nahrungskette auf. Die Freisetzung von Quecksilber in die
Umwelt wird jetzt kontrolliert, und Fungizide, die organisches Quecksilber enthalten, werden immer weniger verwendet.

Ein tragisches und mittlerweile fast vergessenes Ereignis, das in Japan
in den fünfziger Jahren geschah, verdeutlichte die Gefahren der Wasserverschmutzung durch anorganisches Quecksilber. 1956 begann eine
neue Fabrik an der Küste der Minamata-Bucht mit der Produktion von
Vinylchlorid und Acetaldehyd. Als Katalysator wurde Quecksilber-
chlorid verwendet, das anschließend zusammen mit anderen Abwässern der Fabrik in die Bucht geleitet wurde. Innerhalb eines Jahres trat
bei den anwohnenden Fischern und ihren Familien eine Krankheit auf,
die als Minamata-Krankheit bekannt wurde. Auch die Hauskatzen litten unter ähnlichen Symptomen. Schließlich erkannte man, daß die
Krankheit mit kontaminierten Fischen und Meeresfrüchten zusammen-
hing; 1959 geriet Quecksilber in Verdacht. 1960 wurde Methylquecksilber in Fischen und Meeresfrüchten, 1961 auch in durch die Fabrik
verursachten Ablagerungen auf dem Meeresboden entdeckt.

Das Methylquecksilber wurde von der örtlichen Bevölkerung über den Verzehr von Fischen und Meeresfrüchten aufgenommen. Eine Nahrungskette war entstanden, in der sich das organische Quecksilber in den aquatischen Organismen anreicherte, da es im Gegensatz zu anorganischem Quecksilber fettlöslich ist. Es wurde deutlich, daß das in Flüsse, Seen und Meer entlassene anorganische Quecksilber keineswegs inert war, sondern durch Mikroorganismen zu Methylquecksilber biomethyliert werden konnte (Abbildung 8.4). Dies geschah besonders unter anaeroben Bedingungen, wie sie in dem am Grund der Minamata-Bucht gesammelten Abwasserschlamm herrschten. Dies zeigte, daß Einleitungen von anorganischem Quecksilber in Flüsse und Seen überaus gefährlich sein können und nicht einfach „verschwinden".

Die Verschmutzung führte in Minamata zu 700 Vergiftungs- und über 70 Todesfällen. Die Entfernung des Schlammes durch die Fabrik verhinderte neue Krankheitsfälle.

Auch in anderen Teilen der Welt kam es aufgrund des Einsatzes von quecksilberorganischen Fungiziden, mit denen Saatgetreide behandelt worden war, zu Massenvergiftungen. Das behandelte Getreide sollte nicht als Nahrung verwendet werden; werden jedoch Nutztiere damit gefüttert, so ist ihr Fleisch kontaminiert. Im Irak kam es in den Jahren 1971 und 1972 zu einer solchen Massenvergiftung, als Getreide mit Fungiziden behandelt worden war, das alkyliertes Quecksilber enthielt. 6000 Menschen waren betroffen, 500 starben.

1969 gab es in New Mexico ein anderes Vorkommnis. Eine Familie fütterte ihre Schweine mit behandeltem Getreide und aß die Schweine schließlich auch. Drei der zehn Kinder entwickelten Verhaltens- und andere neurologische Störungen. Ein Kind, das dem Quecksilber *in utero* ausgesetzt war, wurde mit Hirnschäden geboren und wies im Urin eine 15mal höhere Quecksilberkonzentration auf als die Mutter.

Die Symptome einer Methylquecksilbervergiftung demonstrieren den Eintritt der Verbindung in das zentrale Nervensystem: sie beginnt mit Gedächtnisverlust, Mißempfindungen (Parästhesien), Ataxie, Verengung des Gesichtsfeldes, führt dann zum Verlust der Muskelkoordination, emotionaler Instabilität und schließlich zur Hirnlähmung. Letzteres war der qualvollste Effekt in Minamata. Kinder und Neugeborene schienen am schlimmsten betroffen zu sein. Diejenigen, die *in utero* exponiert gewesen waren, wurden mit schweren Hirnlähmungen geboren, auch wenn die Mütter keine Symptome zeigten – die klassische Eigenschaft eines Teratogens. Methylquecksilber kann die Plazenta passieren und sich folglich in Fettgewebe und Gehirn des Embryos und Feten anreichern. Darüber hinaus konzentriert sich Methylquecksilber in den fetalen roten Blutkörperchen zu 30 Prozent mehr als in denen eines Erwachsenen. Die durch Methylquecksilber hervorgerufenen Schäden sind dauerhaft. Das in das Gehirn eintretende Methylquecksilber wird demethyliert. Das freiwerdende anorganische Quecksilber kann dann an die Thiolgruppen der Enzyme binden und sie inaktivieren.

Methylquecksilber hat im Körper eine lange Halbwertszeit von ungefähr 70 Tagen. Es befindet sich dann hauptsächlich in Leber und Gehirn, das zehn 20 Prozent der Ganzkörperbelastung enthält. Man kann daraus und aus der bekannten toxischen Konzentration berechnen, daß die akzeptable tägliche Aufnahme bei einem Sicherheitsfaktor von zehn bei 0,1 Milligramm pro Tag liegt. Man müßte also 200 Gramm von einem Fisch essen, der 0,5 ppm Quecksilber enthält. Im Lake Michigan und vor Schweden wurden jedoch schon Fische gefangen, die bis zu zehnmal mehr Quecksilber enthielten.

Wie Menschen können auch Vögel und andere Tiere Quecksilber aufnehmen. Untersuchungen an Haubentauchern zeigten, daß die Quecksilberkonzentration im Gewebe seit 1870 ständig zunahm (Abbildung 8.5).

Substanzen wie Pestizide und andere Chemikalien, die in die Umwelt gelangen und sie belasten können, müssen auf ihre Toxizität in ver-

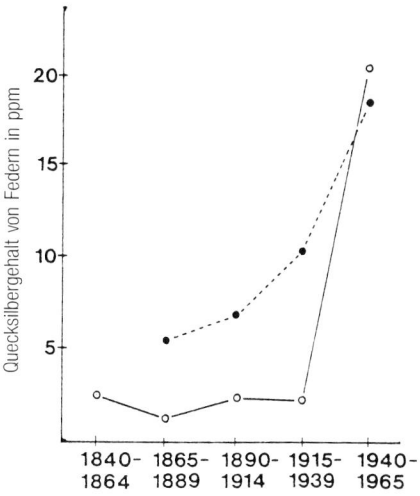

8.5 Der Anstieg von Quecksilberkonzentrationen, der in zwei Vogelarten, dem Haubentaucher (●) und dem Habicht (○) über hundert Jahre entdeckt wurde. Der Quecksilbergehalt wurde an Federn von Museumsexemplaren schwedischer Vögel bestimmt. (Daten aus: Wallace et al. (1971) *Mercury in the Environment: The Human Element.* ORNL-NSF Environmental Program Oak Ridge National Laboratory.)

schiedenen Spezies getestet werden – zum Beispiel Fischen, Wasserflö-hen, Honigbienen und Regenwürmern. Tests auf die Ökotoxizität erfordern auch die Bestimmung des biochemischen und chemischen Sauerstoffverbrauchs (*biochemical* und *chemical oxygen demand*, BOD und COD). Der BOD zeigt die Fähigkeit von Mikroorganismen an, eine organische Substanz zu metabolisieren. Der COD ist die Menge von Sauerstoff, die benötigt wird, um die Substanz chemisch zu oxidie-ren. Das Verhältnis von COD und BOD zeigt die biologische Abbau-barkeit der Substanz an. Es gibt noch eine Reihe von anderen Tests, die die Persistenz einer Verbindung in der Umwelt anzeigen, so zum Bei-spiel die Bestimmung des abiotischen Abbaus. Nähere Angaben hierzu können den Veröffentlichungen der zuständigen Behörden entnommen werden, so zum Beispiel der Environmental Protection Agency (EPA) in den Vereinigten Staaten, der Health and Safety Executive (HSE) in Großbritannien und des Umweltbundesamtes (UBA) in der Bundes-republik Deutschland.

Literatur

Amdur, M. O. (1991) *Air Pollutants*. In: *Cassarett and Doull's Toxico-logy*. Hrsg.: C. D. Klaassen; M. O. Amdur; J. Doull. 5. Aufl. (New York: Macmillan).

Barltrop, D. (1985) Lead and Brain Damage (Editorial). *Human Toxicology* 4: 121.

Duffus, J. H. (1980) *Environmental Toxicology* (London: Edward Arnold).

Duffus, J. H.; Waddington, J. I. (Hrsg.) (1983) *Environmental Toxico-logy*. Proceedings of a Course (1982) European Cooperation on Environmental Health Aspects of the Control of Chemicals. Interim Document 13 (Copenhaben: WHO).

Guthrie, F. E.; Perry, J. J. (Hrsg.) (1980) *Introduction to Environmen-tal Toxicology* (New York: Elsevier).

Menzer, R. E.; Nelson, J. D. (1991) Water and soil pollutants. In: *Cassarett and Doull's Toxicology*. Hrsg.: C. D. Klaassen; M. O. Amdur; J. Doull. 5. Aufl. (New York: Macmillan).

Owens, R. V.; Owens, R. (1983) *Acidification of the Environment Including Acid Rain* (Powys: Pyramid).

Pearce, F. (1987) Acid rain. *New Scientist* (5. Nov.) 1–4.
Rand, G. M.; Petrocelli, S. R. (1985) *Fundamentals of Aquatic Toxicology* (Washington, DC: Hemisphere).

9. Naturstoffe

Obwohl viele toxische Chemikalien in der Umwelt vom Menschen geschaffen worden sind, gibt es doch auch viele hundert natürliche Gifte, die in Tieren, Pflanzen, Pilzen oder Mikroben enthalten sind. Tatsächlich zählen die giftigsten bekannten Substanzen zu den natürlich vorkommenden Giften (Tabelle 1.1). Dies zeigt deutlich, daß natürliche Substanzen nicht grundsätzlich harmlos und sicher sind. Allergien können beispielsweise ebenso durch natürliche Nahrungsbestandteile wie durch synthetische Lebensmittelzusatzstoffe hervorgerufen werden.

Manche dieser toxischen Naturstoffe sind seit Jahrhunderten bekannt und wurden bei Morden, Selbstmorden und – gelegentlich – auch bei falsch durchgeführten medizinischen Behandlungen eingesetzt (Kapitel 1). Naturstoffe sind manchmal auch für versehentliche Vergiftungen verantwortlich, obwohl dies – verglichen mit der Überdosierung von Medikamenten – relativ selten vorkommt. Die Strukturen und Wirkmechanismen natürlicher Gifte sind sehr verschieden. Wegen ihrer großen Zahl werden wir nur einige wenige interessante und wichtige Beispiele für Gifte aus Tieren, Pflanzen, Pilzen und Mikroorganismen behandeln.

Pflanzengifte

Es gibt viele bekannte Pflanzengifte – von der reizenden Ameisensäure aus Brennesseln (und Ameisen) bis hin zu giftigeren Verbindungen wie dem Atropin in den tödlich giftigen Beeren der Tollkirsche (*Atropa belladonna*), Cytisin im Goldregen und Coniin im Schierling. Wir wollen hier ein paar weniger bekannte Pflanzengifte erörtern, die erst kürzlich untersucht wurden.

Pyrrolidin-Alkaloide

Eine Gruppe dieser Alkaloide wird von Pflanzen der Gattungen *Senecio, Heliotropium* und *Crotolaria* produziert, von denen die meisten weltweit als Unkräuter verbreitet sind. Die Pflanzen haben gelegentlich Getreide verseucht, dessen Verzehr dann zu Vergiftungen führte. Dazu kam es in verschiedenen Teilen der Welt, besonders in Gebieten, in denen die Landwirtschaft nicht gut funktioniert und die ansässige Bevölkerung das verseuchte Getreide verwenden muß. In den dreißiger Jahren erlitten arme südafrikanische Weiße die toxischen Wirkungen dieser Alkaloide, da sie sich hauptsächlich von Weizen ernährten, während ihre Bantunachbarn verschont blieben, die unverseuchten Mais aßen. In jüngerer Vergangenheit traten solche Vergiftungen in Taschkent, Zentralindien und Nordafghanistan auf. Bei einem Fall wurde von 1600 Vergiftungen berichtet. Im gedroschenen Getreide fand man Samen von *Heliotropium popovii*, was zu einer Alkaloidkonzentration von mindestens 0,5 Prozent führte.

Besonders in der Karibik werden diese Pflanzen in der traditionellen Medizin zur Herstellung von Kräutertees verwendet.

Diese Alkaloide sind interessant, da sie nach akuter Exposition, zum Beispiel nach der Einnahme von Kräutertee, einen Block der venösen Leberstrombahn hervorrufen. Auf eine chronische Exposition in geringen Dosen folgt eine Leberzirrhose, die bei manchen Mitgliedern der karibischen Bevölkerung auftritt und bei ungefähr einem Drittel der bei der Autopsie gefundenen Zirrhosen in Jamaika gesehen wird.

Die hierfür in Frage kommenden Alkaloide, wie das intensiv erforschte Monocrotalin (Abbildung 9.1), werden zu einem reaktiven Metaboliten verstoffwechselt, der die Zellen um die Lebersinusoiden sowie die Hepatocyten schädigt, und so zu einer hämorrhagischen Ne-

Monocrotalin

9.1 Der Aufbau des Pyrrolizidinalkaloids Monocrotalin.

krose und schließlich zum Block der venösen Leberstrombahn führt. Diese Blockade der Blutgefäße der Leber verursacht dann eine Ausweitung des Gefäßsystems, so daß die Blutversorgung der Leber umgeleitet wird und sich neue Blutgefäße bilden.

Auch Tiere können die toxischen Effekte erleiden. Auf guten Weideflächen meiden die Tiere Pflanzen wie das alkaloidhaltige Jakobs-Kreuzkraut (*Senecio jacoboea*). In manchen Ländern jedoch, zum Beispiel in Australien, gab es schwere Verluste an Pferden, Rindern und Schafen durch Vergiftungen mit der Sonnenwende (*Heliotropium*). Dies kann auch eine weitere Expositionsroute für den Menschen bedeuten, da die Alkaloide in der Milch von Kühen festgestellt werden können, die solche Pflanzen abweiden.

Poleiminzöl

Die Poleiminze und das aus ihr gewonnene Öl wurde in den Vereinigten Staaten, wo es frei verkäuflich ist, für Abtreibungen benutzt. Aus der Pflanze kann ein Tee bereitet oder das Öl direkt eingenommen werden. Beides kann toxische Effekte hervorrufen, besonders Leberschäden und Fehlgeburten. Das Öl enthält eine Reihe von Terpenen. Hauptbestandteil ist rechtsdrehendes Pulegon. Vermutlich ist eine metabolische Aktivierung erforderlich, um die toxischen Effekte auszulösen.

Ricin

Ricin ist ein in den Samen des Wolfsmilchgewächses *Ricinus communis* enthaltenes, hochgiftiges Protein. Es erlangte traurige Berühmtheit, als vermutet wurde, daß die bulgarische Geheimpolizei 1978 in London bei der Ermordung des bulgarischen Journalisten Georgi Markow Ricin benutzte. Obwohl sich im Körper des Opfers nicht die Spur eines Giftes nachweisen ließ, war ohne Zweifel eine extrem giftige Substanz verwendet worden, und die Symptome ähnelten denen einer Ricinvergiftung. Aus einer Wunde am Bein des Opfers wurde eine kleine Metallkugel entfernt, die scheinbar unbeabsichtigt mit einer Regenschirmspitze eingebracht worden war. Die Kugel hatte sehr wahrscheinlich eine giftige Substanz enthalten, allerdings höchstens wenige Nanogramm.

Ricin ist ein kleines Protein, das aus zwei Polypeptiden, einer kurzen A-Kette und einer längeren B-Kette, besteht. Die A- und B-Ketten sind über eine Disulfidbrücke miteinander verbunden. Die B-Kette bindet das Ricinmolekül an den Galactoseteil eines Glycoproteins auf der Außenseite der Säugetierzelle. Die Zellmembran stülpt sich ein, und das Ricin wird in einer Vakuole in die Zelle transportiert. Das Ricinmolekül löst sich vom Glycoprotein, und die A- und B-Ketten trennen sich an der Disulfidbrücke voneinander. Die B-Kette bildet einen Kanal durch die Vakuolenmembran aus und ermöglicht es so der A-Kette, in das Cytoplasma einzutreten und die Ribosomen zu erreichen. Dort blockiert sie die Proteinsynthese und tötet so die Zelle ab. Ein Ricinmolekül reicht aus, um eine Zelle zu zerstören.

Es gibt noch viele bekannte pflanzliche Substanzen mit toxischer Wirkung, wie die Drogen – beziehungsweise Medikamente – Heroin, Morphin, Cannabis, Nikotin und Digitalis.

Tierische Gifte

Wie die Pflanzengifte haben auch die tierischen Gifte unterschiedliche Strukturen und Wirkungsweisen (Abbildung 9.2). Ein einfaches und wohlbekanntes Beispiel hierfür ist die Ameisensäure der Ameisen. Andere Beispiele sind Tetrodotoxin im Kugelfisch und Saxitoxin in Krustentieren und Fischen, die bestimmte Dinoflagellaten aufgenommen

9.2 Der Aufbau verschiedener tierischer Gifte. A, Tetrodotoxin; B, Cantharidin; C, Ameisensäure; D, Saxitoxin; E, Aminosäurensequenz des Honigbienengifts Phospholipase A.

haben (Abbildung 9.2). Tierische Gifte sind häufig Gemische komplexer Proteine. Die meisten von uns kennen die Wirkung tierischer Gifte aus eigener Erfahrung, und sei es nur durch einen Wespen- oder Bienenstich. In manchen Ländern ist ein großer Teil der insgesamt auftretenden, vergiftungsbedingten Todes- und Krankheitsfälle auf tierische Gifte zurückzuführen.

Schlangengifte

Schlangenbisse gehören weltweit zu den häufigsten Vergiftungen durch natürliche Toxine. Schlangengifte lassen sich nach ihren Wirkmechanismen und Bestandteilen grob in zwei Gruppen einteilen: a) die neurotoxischen (Nerven-)Gifte von Giftnattern und Seeschlangen und b) die hämotoxischen (Blut-)Gifte von Vipern und Grubenottern. Sie sind Mischungen aus Proteinen oder Polypeptiden. Die Proteine können Enzyme, besonders hydrolytische Enzyme sein. Einige der wichtigeren sind Proteinasen, Phospholipasen, Ribonukleasen, Desoxyribonukleasen, Phosphomonoesterasen und Phosphodiesterasen sowie ATPasen. Die Toxizität einiger Schlangengifte wird in Tabelle 9.1 gezeigt. Die Anwesenheit von Fremdproteinen kann zum Beispiel eine anaphylaktische Reaktion auslösen; dies ist allerdings selten. Solche allergischen Reaktionen können innerhalb von Minuten zum Tod führen. Die Enzymkomponenten können verschiedene Gewebebestandteile entweder am Wirkort schädigen, wodurch eine lokale Nekrose hervorgerufen wird, oder an irgendeinem anderen Ort wirken, wodurch systemische Effekte entstehen.

Der Biß der Diamantklapperschlange, der giftigsten Schlange in den Vereinigten Staaten, verursacht innerhalb von Minuten eine sehr schmerzhafte Schwellung. Es können Übelkeit, Erbrechen und Durchfall sowie Kreislaufeffekte wie ein Abfall des systemischen arteriellen Blutdrucks und ein schwacher, rasender Puls auftreten. Das zentrale Nervensystem kann betroffen sein, was zu einer Atemlähmung führt. Manchmal kommt es zu hämolytischer Anämie, Hämoglobinurie, Thrombosen und Hämorrhagie. Die Gefäßdurchlässigkeit und die Nervenleitfähigkeit kann sich verändern, wodurch es zusätzlich zu Sauerstoffmangel im Gehirn, Lungenödemen und Herzversagen kommen

Tabelle 9.1: Vergleichende Toxizität von Schlangengiften

Schlangengift	Giftmenge (mg)	LD_{50} : i.v. mg/kg
Kupferkopf	40–72	10,92
Puffotter	130–200	3,68
Mojave-Klapperschlange	50–90	0,21
Kettenviper	130–250	0,08
Seeschlange	7–20	0,01

Quelle: Oehme, F.W., Brown, J.F. und Fowler, M.E.: Toxins of animal origin. In: *Cassarett and Doull's Toxicology*, Hrsg. Doull, J., Klaassen, C.D. und Amdur, M.O., 2. Ausgabe, New York, Macmillan 1980.

kann. Die in Schlangengiften enthaltenen Phospholipasen verursachen manchmal eine intravaskuläre Hämolyse, indem sie direkt auf die Membran der roten Blutkörperchen wirken.

Die meisten Schlangengife enthalten eine Phosphodiesterase, die Polynukleotide angreift.

Tetrodotoxin

Dieses Gift (Abbildung 9.2) ist im Kugelfisch und auch im Kalifornischen Wassermolch enthalten; es ist intensiv erforscht. Der Fisch gilt in Japan als Delikatesse und ist – richtig zubereitet – eßbar und ungefährlich. Dennoch treten aufgrund falscher Zubereitungsart immer wieder Vergiftungen auf, die zu 60 Prozent tödlich verlaufen. Tetrodotoxin und ein anderes Gift, Ichthyocronotoxin, sind in Rogen, Leber und Haut des Fisches enthalten. Tetrodotoxin ist ein sehr wirksames Nervengift, das in Dosen von circa zehn Mikrogramm pro Kilogramm Körpergewicht tödlich wirkt.

Nach der Aufnahme tritt sofort ein prickelndes Gefühl im Mund auf, das zehn bis 45 Minuten später von Koordinationsschwierigkeiten der Muskulatur, erhöhtem Speichelfluß, Taubheitsgefühl der Haut, Erbrechen, Durchfall und Krämpfen gefolgt wird. Der Tod resultiert aus einer Lähmung der Skelettmuskulatur. Sowohl die sensorischen als auch die motorischen Nerven sind betroffen. Tetrodotoxin blockiert selektiv die Natriumkanäle entlang des Axons und unterbindet so das Einströmen von Natriumionen während eines Aktionspotentials, so daß die Reizleitung unterbrochen wird.

Pilzgifte

Viele Pilze produzieren chemisch unterschiedliche Gifte. Sie können akute oder chronische Vergiftungen hervorrufen.

Giftige Pilze können mit eßbaren Arten verwechselt werden, und so kann es zu unbeabsichtigten, akuten Vergiftungen kommen. Vergiftungen können auch auftreten, wenn Pilze wegen psychoaktiver Inhaltsstoffe absichtlich gegessen werden. Verschiedene Pilzgifte wurden bereits vollständig identifiziert und charakterisiert. Die toxischen Effekte reichen von relativ leichten Irritationen des Magen-Darm-Trakts bis zu schweren Organschäden. Manche Pilzgifte wie die psychoaktiven Bestandteile Psilocybin und Psilonin schädigen das zentrale Nervensystem. Andere Pilzprodukte, wie Aflatoxine (Kapitel 6), sind potente Kanzerogene.

Der Grüne Knollenblätterpilz

Der Grüne Knollenblätterpilz, *Amanita phalloides*, ist der wohl giftigste einheimische Pilz. Er wird manchmal versehentlich gegessen, Vergiftungen durch diesen Pilz treten in Großbritannien jedoch selten auf. Der Pilz enthält eine Anzahl von Giften: die Phallotoxine einschließlich des Phalloidin, Phalloin und Phallolysin sowie die Amatoxine (α-, β-und γ-Amanitin. Die Phallotoxine verursachen eine schwere Entzündung der Magen- und Darmschleimhaut, die sehr schnell (vier bis acht Stunden) nach dem Genuß des Pilzes auftritt.

Die Amatoxine verursachen verspätete toxische Effekte, bei denen die Leber und die Niere Zielorgane sind. Aus ihnen kann eine Lebernekrose und die Zerstörung der Nierentubuli entstehen. Phallotoxine und Amanitine sind stark an Plasmaproteine gebunden und in dieser Form toxisch. Eine Behandlung mit Medikamenten wie Sulfonamid oder Benzylpenicillin führt zu einer Verdrängung der Toxine und vermindert die Toxizität. Wahrscheinlich wird die ungebundene Form vermehrt ausgeschieden, während eine Proteinbindung von Fremdstoffen die Exkretion verlangsamt (Kapitel 2).

Erste Symptome zeigen sich manchmal erst einen Tag, nachdem der Pilz gegessen wurde. Danach treten Erbrechen und Durchfall auf, möglicherweise gefolgt von Gelbsucht, Hypoglykämie, Acidose und anderen Wirkungen auf die Zusammensetzung des Blutes. In schweren Fällen kann es zu Leberversagen kommen. Die Sterblichkeit liegt bei über 50 Prozent.

Aflatoxine

Diese Pilzgifte wurden bereits in Kapitel 6 bei den Lebensmittelverunreinigungen behandelt. Aflatoxin B1 verursacht in hohen Dosen Leberschäden. Beim Menschen tritt jedoch zumeist eine chronische Exposition über die Nahrung auf, was zu Lebertumoren führen kann.

Das Gift findet sich am ehesten in von dem Schimmelpilz *Aspergillus flavus* befallenen Nahrungsmitteln oder in Gerichten aus verschimmelten Nahrungsmitteln oder Zutaten.

Mikrobielle Gifte

Es gibt viele Toxine, die von Bakterien produziert werden. Wie die anderen natürlichen Gifte sind sie chemisch verschieden und verursachen somit eine Vielzahl unterschiedlicher toxischer Effekte, die von Wirkungen auf den Magen-Darm-Trakt bis zu schweren und folgenreichen Effekten auf das Nervensystem reichen. Wir werden hier nur ein toxisches Syndrom behandeln, den Botulismus.

Botulismus und Botulinustoxin

Das Botulinustoxin wird von dem Bakterium *Clostridium botulinum* produziert. Eine orale Aufnahme des Toxins verursacht das Botulismus genannte Syndrom. Das Bakterium vermehrt sich stark unter anaeroben Bedingungen und produziert eine Mischung aus acht hitzeunbeständigen Toxinen. Botulismus wird häufig durch eine bakterielle Infektion von im Haushalt eingemachten Lebensmitteln verursacht, die während der Zubereitung infiziert, unzureichend konserviert (zu niedriger Säure- oder Salzgehalt), nicht gekühlt und vor dem Verzehr nicht genug erhitzt wurden. Das Gift selbst wird durch Erhitzen zerstört, die Sporen des Bakteriums sind allerdings recht hitzebeständig.

Botulinustoxin ist eines der wirksamsten bekannten Gifte. Sein LD_{50}-Wert beträgt ungefähr 0,01 Mikrogramm pro Kilogramm. Somit ist schon weniger als ein Mikrogramm für den Menschen tödlich.

Das Toxin wirkt auf die Nervenendigungen, bindet sich irreversibel an sie und verhindert so die Freisetzung von Acetylcholin. Das Ergebnis hiervon ist, daß sich der Muskel verhält, als besitze er keine Nerven. Das Opfer erleidet Lähmungen und einen tödlichen Atemstillstand, wenn die Vergiftung schwer ist. Der Botulismus kann zwar tödlich enden, ist aber glücklicherweise recht selten.

Literatur

Habermeyl, G. G. (1981) *Venomous Animals and Their Toxins* (Berlin: Springer).

Harris, J. B. (Hrsg.) (1986) *Natural Toxins, Animal, Plant and Microbial* (Oxford: Oxford University Press).

HMSO, (1987) *Mycotoxins*. Food Surveillance Paper No. 18 (London: HMSO).

Lampe, K. F. (1991) *Toxic Effects of Plant Toxins*. In: *Cassarett and Doull's Toxicology*. Hrsg.: C. D. Klaassen; M. O. Amdur; J. Doull, 5. Aufl. (New York: Macmillan).

Moffat, A. C. (1980) Forensic pharmacognosy - poisoning with plants, *J. Forens. Sci. Soc.* 6: 103.

Rechcigl, M. (Hrsg.) (1983) *Handbook of Naturally Occurring Food Toxicants* (Boca Raton, Fla.: CRC Press).

Russel, F. E. (1991) *Toxic Effects of Animal Toxins*. In: *Cassarett and Doull's Toxicology*, Hrsg.: C. D. Klaassen; M. O. Amdur; J. Doull, 5. Aufl. (New York: Macmillan).

10. Haushaltsprodukte

Diese Gruppe potentieller Gifte umfaßt viele Substanzen, von denen einige in eine oder mehrere Kategorien gehören, die bereits erörtert wurden. Das Herbizid Paraquat (Kapitel 7) beispielsweise wird von Hobby- und Landschaftsgärtnern viel verwendet und ist folglich häufig im Haushalt zu finden.

Haushaltsprodukte spielen bei Vergiftungsfällen normalerweise dann eine Rolle, wenn sie irrtümlich von Kindern eingenommen werden, manchmal jedoch auch bei Selbstmorden. Die meisten Kinder (besonders solche unter fünf Jahren) betreffenden Vergiftungsfälle stehen in Zusammenhang mit nichtmedizinischen, hauptsächlich im Haushalt verwendeten Produkten oder toxischen Substanzen, denen der Mensch zu Hause ausgesetzt sein kann. Die Anzahl der Todesfälle aufgrund im Haushalt verwendeter Substanzen ist dennoch klein: 1978 gab es in Großbritannien sechs Fälle, 1976 in den Vereinigten Staaten 21. Die meisten Todesfälle bei Kindern unter zehn Jahren erfolgen durch Kohlenmonoxid, das aus diesem Grund ausführlich besprochen werden soll.

Die meisten potentiell toxischen Substanzen im Haushalt sind ätzend; manche werden stets absichtlich aufgenommen. Die Substanz, die am häufigsten bei Vergiftungsfällen eine Rolle spielt, ist wohl die Bleiche. Andere Substanzen enthalten starke Detergentien, wie zum Beispiel Spülmaschinenmittel, Abflußreiniger – die im allgemeinen kaustisch (das heißt ätzend) wirken – und Entkalker, die ebenfalls ätzend wirken.

Wird Bleiche oral aufgenommen, verursacht sie ein Brennen in Hals, Mund und Speiseröhre. Die Gewebeschädigung führt zu Ödemen in Kehlkopf und Rachen. Die endogene Salzsäure im Magen setzt unterchlorige Säure (HOCl) frei, die reizend wirkt, und Chlorgas, das toxische Effekte und Schäden in der Lunge verursacht, wenn es eingeatmet wird. Ernste Verletzungen entstehen jedoch selten aufgrund einer Einnahme von Bleiche, da sie relativ große Mengen erfordern und solche eher absichtlich als versehentlich aufgenommen werden.

Kohlenwasserstoffhaltige Lösungsmittel wie Terpentinersatz und Spiritus werden häufig verwendet, um Pinsel zu reinigen. Sie können gefährlich werden, wenn sie eingeatmet werden, da sie zu einer – chemisch verursachten – Lungenentzündung führen können. Da es sehr dünnflüssig und flüchtig ist, verteilt sich das Lösungsmittel leicht in den Lungen und kann so ein großes Gebiet schädigen.

Kohlenmonoxid

Dieses hochgiftige Gas ist in Großbritannien immer noch eine der häufigsten Ursachen für tödliche Vergiftungen, obwohl eine der Hauptquellen, das Leuchtgas, durch Erdgas ersetzt wurde. Jedes Jahr gibt es mehrere hundert Todesfälle, und Kohlenmonoxid ist immer noch der Hauptfaktor für Vergiftungen bei Kindern. Kohlenmonoxid ist in Autoabgasen zu finden; es entsteht aus der unvollständigen Verbrennung kohlenstoffhaltiger Brennstoffe in Motoren, Öfen und Boilern, besonders bei mangelnder Luftzufuhr.

Kohlenmonoxid ist ein einfach aufgebautes Gift, dessen Wirkungsweise seit langem bekannt ist. Kohlenmonoxidvergiftungen sind auch relativ leicht zu behandeln. 1895 führte John Scott Haldane Selbstversuche mit Kohlenmonoxid durch. Er hielt die Effekte sorgfältig fest, die sich ausbildeten, als das Kohlenmonoxid in seinem Blut sich tödlichen Konzentrationen näherte. Durch seine Studien und die früheren Arbeiten von Claude Bernard (1865) wissen wir heute einiges über den toxischen Wirkmechanismus von Kohlenmonoxid.

Kohlenmonoxid reagiert mit dem Hämoglobin in den roten Blutkörperchen. Dabei bindet es sich wie Sauerstoff an das Eisenatom des Hämmoleküls (Abbildung 10.1). Kohlenmonoxid bindet sich jedoch stärker an das Molekül als Sauerstoff, und so kann das entstehende

10.1 Der Häm-Anteil des Hämoglobinmoleküls mit der Bindung des Sauerstoffmoleküls an das Eisenatom. Kohlenmonoxid (CO) bindet am gleichen Ort wie das Sauerstoffmolekül, allerdings sehr viel fester. (His ist die Seitenkette der Aminosäure Histidin.)

Hämoglobin seine normale Funktion, den Sauerstofftransport, nicht erfüllen. Daher konkurrieren Sauerstoff und Kohlenmonoxid um die Bindung an Hämoglobin. Die Kohlenmonoxidkonzentration ist hierbei ein entscheidender Faktor. Da das Kohlenmonoxid fester an das Eisenatom bindet, ist die Konzentration, die zu einer Sättigung des Hämoglobins führt, wesentlich niedriger als die des Sauerstoffs in der Luft. Haldane fand dafür die folgende Gleichung:

$$\frac{[HbCO]}{[HbO_2]} = \frac{M \, pCO}{pO_2}$$

Dabei ist bei einem pH-Wert von 7,4 im Menschen M = 220. [HbCO] und [HbO$_2$] sind die Konzentrationen von Carboxyhämoglobin beziehungsweise Oxyhämoglobin, pCO und pO$_2$ sind die Partialdrücke von Kohlenmonoxid und Sauerstoff.

Folglich muß für eine 50prozentige Sättigung des Hämoglobins mit Kohlenmonoxid – wobei die Hälfte des Hämoglobins im Blut als Carboxyhämoglobin vorliegt – die Konzentration des Kohlenmonoxids in der Luft nur 1/220 derer des Luftsauerstoffs sein. Eine Konzentration von 50 Prozent Carboxyhämoglobin wäre für den Menschen schon nach relativ kurzer Zeit mit Sicherheit tödlich. Da Kohlenmonoxid geruch- und geschmacklos ist, ist es ein extrem gefährliches Gift.

Kohlenmonoxidvergiftungen führen dazu, daß die Gewebe einen Sauerstoffmangel und in der Folge ischämische Schäden erleiden. Die

Energieproduktion wird herabgesetzt, nur eine anaerobe Atmung ist möglich. Schließlich erfolgt eine Anreicherung von Milchsäure, was eine Acidose hervorruft.

Die Symptome einer Kohlenmonoxidvergiftung hängen von der Konzentration ab, der das Opfer ausgesetzt ist. Häufig kommt es zu Kopfschmerzen, Verwirrtheit, Krämpfen, Übelkeit und Erbrechen. Die Haut bekommt aufgrund des Carboxyhämoglobins im Blut eine charakteristische, rosarote Farbe. Das Opfer hyperventiliert, verliert schließlich das Bewußtsein und erleidet einen Atemstillstand. Aufgrund der Hypoxie können Hirn- und Herzschäden, Herzrhythmusstörungen und andere Funktionsstörungen des Herzens auftreten.

Die Behandlung ist, besonders bei leichten Fällen, relativ einfach und besteht in einer Entfernung des Opfers von der Kohlenmonoxidquelle oder in der Zuführung von frischer Luft in die unmittelbare Umgebung. Fällt die Kohlenmonoxidkonzentration in der Atemluft, so zerfällt das Carboxyhämoglobin und das Kohlenmonoxid wird ausgeatmet. Der Kohlenmonoxidabbau im Blut (Halbwertszeit ungefähr 250 Minuten) kann verstärkt werden, wenn man den Patienten reinen Sauerstoff einatmen läßt (die Halbwertszeit wird auf 50 Minuten herabgesetzt). Bei schweren Vergiftungsfällen kann die Halbwertszeit für die Entfernung auf ungefähr 22 Minuten herabgesetzt werden (Abbildung 10.2), wenn Sauerstoff mit erhöhtem Druck (2,5 Bar) eingesetzt wird. Die Verkürzung der Halbwertszeit durch erhöhte Sauerstoffkonzentrationen und bei erhöhtem Druck lassen sich mit der Haldane-Gleichung voraussagen.

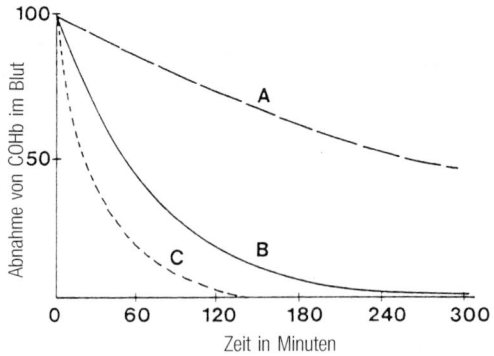

10.2 Dissoziation von Carboxyhämoglobin im Blut eines mit Kohlenmonoxid vergifteten Patienten. Die Kurven zeigen die Wirkungen von Atemluft (A), Sauerstoff (B) und Sauerstoff mit erhöhtem Druck (2,5 Bar) (C) auf die Dissoziationsrate. (Aus: T. J. Meredith; J. A. Vale, *Antidotes*. In: *Poisoning – Diagnosis and Treatment*. Hrsg.: J. A. Vale; T. J. Meredith, Update Books, London 1981.)

Ein Frostschutzmittel: Ethylenglykol

Flüssige Frostschutzmittel enthalten eine, manchmal auch zwei toxische Verbindungen, die in Vergiftungsfällen – ob versehentlich oder selbstmörderisch – eine Rolle spielen können. Der Hauptbestandteil von Frostschutzmitteln ist Ethylenglykol, das manchmal mit Methanol kombiniert sein kann. Ethylenglykol ist ein zweiwertiger Alkohol und eine süßschmeckende Flüssigkeit, die ähnliche Auswirkungen auf den Geisteszustand hat wie Ethanol. Manchmal wird es von Alkoholikern anstelle von normalen alkoholischen Getränken konsumiert. Es ist allerdings sehr giftig. Schon eine Tasse Frostschutzmittel kann tödliche Vergiftungen verursachen.

Ethylenglykol an sich ist nicht giftig, hierfür muß es erst metabolisiert werden. Es gibt verschiedene metabolische Zwischenprodukte, die schließlich zur Oxalsäure führen (Abbildung 2.13). Die sauren intermediären Metaboliten verursachen eine Acidose – sowohl direkt als auch über eine Erhöhung der NADH-Konzentration, die dann für die Produktion von Milchsäure verwendet wird. Oxalsäure ist nicht nur sauer, sie schädigt auch das Gehirn, indem sie dort kristallisiert. Auch in den Nierentubuli können sich Calciumoxalatkristalle bilden und Schäden hervorrufen.

Da der erste Schritt des Ethylenglykolmetabolismus das Enzym Alkoholdehydrogenase einbezieht, bietet sich hier ein wichtiger Ansatzpunkt für die Behandlung der Vergiftung. Das bevorzugte Substrat der Alkoholdehydrogenase ist Ethanol. Wenn also *in vivo* Ethanol anwesend ist, wird dieses vorrangig metabolisiert und der Metabolismus des Ethylenglykol wird blockiert. Die Behandlung von Ethylenglykolvergiftungen besteht daher aus einer oralen Verabreichung von Ethanol (im Notfall Whisky oder eine ähnliche Spirituose) oder einer intravenösen Gabe von reinem Ethanol, bis das gesamte Ethylenglykol aus dem Körper ausgeschieden ist. Auch eine Hämoperfusion oder Hämodialyse können eingesetzt werden, um Ethylenglykol aus dem Körper zu entfernen.

Im österreichischen Weinskandal (1986) war Ethylenglykol verwendet worden, um den Wein zu süßen. Die eingesetzten Mengen wirkten allerdings nicht akut toxisch, obwohl der chronisch toxische Effekt von Ethylenglykol, die Bildung von Calciumoxalatnierensteinen, Anlaß zur Besorgnis hätte geben können. Da Wein auch Ethanol enthält, ergibt sich hier die interessante Möglichkeit, daß die Toxizität durch die ständige Anwesenheit des Gegengifts reduziert wird.

Methanol ist in manchen Frostschutzmitteln und in vergällten Industriealkoholen (zum Beispiel Brennspiritus) enthalten. Auch Methanol ist wegen seiner Metabolisierung zu Formaldehyd und Ameisensäure sehr giftig:

$$CH_3OH \rightarrow HCHO \rightarrow HCOOH$$

Ameisensäure kann zur Erblindung führen, falls die Methanoldosis nicht rasch tödlich wirkt. Da auch Methanol durch Alkoholdehydrogenase metabolisiert wird, umfaßt die Behandlung einer Methanolvergiftung wie bei Ethylenglykolvergiftungen eine Verabreichung von Ethanol und die Korrektur der metabolischen Acidose. Wahrscheinlich bietet der hohe Ethanolgehalt von Brennspiritus einen gewissen Schutz, falls er versehentlich oder als Ersatz für alkoholische Getränke getrunken wird.

Alkohol

Ethanol ist eine allgegenwärtige Droge und spielt bei weit mehr Vergiftungsfällen und Nebenwirkungen eine Rolle als etwa Heroin oder Kokain. In unserem Kulturkreis wird Alkohol häufig nicht für eine Droge gehalten, er hat aber dennoch pharmakologische und toxische Wirkungen. Ethanol wird sehr schnell vom Darm resorbiert und in die Körperflüssigkeiten verteilt. Ungefähr 90 Prozent werden mit einer Geschwindigkeit von zehn bis 20 Milliliter pro Stunde zu Acetaldehyd, Essigsäure und schließlich zu Kohlendioxid und Wasser metabolisiert.

Der Haupteffekt von Ethanol nach akuten Dosen ist eine Dämpfung des Zentralnervensystems. Dieser pharmakologische Effekt kann bei niedrigen Dosen erwünscht sein. Höhere Dosen können die Sehfähigkeit schwächen und Gangstörungen sowie verlangsamte Reaktionszeiten bewirken. Hohe toxische Dosen führen zu Bewußtlosigkeit und Tod. Für einen Erwachsenen liegt die tödliche Dosis zwischen 300 und 500 Milliliter (das entspricht etwa einem Liter Whisky), wenn sie in weniger als einer Stunde eingenommen wird. Hohe Dosen können eine reversible, als Fettleber bekannte Veränderung der Leber hervorrufen, wobei sich Triglyceride in den Leberzellen anreichern.

Die Effekte von Ethanol sind von der Blutalkoholkonzentration abhängig und reichen von Betrunkenheit bei Konzentrationen von 0,5 bis 1,5 Promille (oder Gramm pro Liter) bis zu Koma und Tod bei Konzentrationen von über fünf Promille. Bei dieser Konzentration kommt es zu Atemdepression, Blutdruckabfall, Unterkühlung und Hypoglykämie. Die Hypoglykämie tritt hauptsächlich aufgrund einer Hemmung der Gluconeogenese durch Ethanol auf.

Bei chronischer Ethanolexposition ist die Leber das hauptsächliche Zielorgan, allerdings kann auch das Gehirn leiden. Chronischer Alkoholmißbrauch hat eine Leberzirrhose zur Folge. Dabei wird der Aufbau der Leber verändert, indem Lebergewebe durch Bindegewebe ersetzt wird, so daß sie nicht mehr so effizient arbeitet.

Die biochemischen Grundlagen der Wirkungen von Ethanol auf die Leber sind komplex. Sie umfassen Veränderungen in der Konzentration der Cofaktoren wie NADH und Störungen des intermediären Metabolismus. Eine Veränderung des Redoxpotentials mit einem erhöhten $NADH/NAD^+$-Verhältnis führt zu einer Schwächung der Fettsäureoxidation in den Mitochondrien, so daß mehr Triglyceride synthetisiert werden. Ethanol hat allerdings noch andere Wirkungen auf den Stoffwechsel, die zu seiner Toxizität beitragen.

Aufgrund epidemiologischer Erkenntnisse ist Ethanol jetzt als Kanzerogen für den Menschen eingestuft. Krebs der Leber und von Teilen des Magen-Darm-Trakts werden mit seinem Gebrauch in Verbindung gebracht.

Klebstoffschnüffeln und Lösungsmittelmißbrauch

In den siebziger und achtziger Jahren verbreitete sich das Klebstoffschnüffeln und der Lösungsmittelmißbrauch unter Jugendlichen. Viele verschiedene Lösungsmittel mit jeweils unterschiedlichen Effekten wurden benutzt. Das Lösungsmittel Toluol ist häufig in Klebstoffen enthalten und verursacht hauptsächlich eine Betäubung. Einige halogenierte Lösungsmittel wie die als Aerosoltreibgase verwendeten sind schädlicher, da sie eine Sensibilisierung des Herzmuskels gegenüber Katecholaminen verursachen können, was zu Kammerflimmern führt. Dies kann – besonders in Streßsituationen – zum plötzlichen Tod durch einen Herzanfall führen.

Lösungsmittel kommen in vielen Haushaltsprodukten wie Klebstoffen, Farben, Abbeizern, Aerosolen, Bohnerwachs, Reinigungsmitteln und Feuerlöschern vor. Die Möglichkeiten des Mißbrauchs sind also enorm groß. Die akuten toxischen Effekte bestehen meist in einer Narkose oder Schmerzlosigkeit sowie der gefährlicheren Sensibilisierung des Herzens. Die chronischen Effekte sind vielfach unbekannt, können jedoch in Persönlichkeitsveränderungen und genereller Hinfälligkeit bestehen. Es sind auch Fälle bekannt, bei denen es aufgrund einer Trichlorethanexposition zu einer chronischen Toxizität des Herzens kam.

Literatur

Curry, A. S. (1972) *Advances in Forensic and Clinical Toxicology* (Baton Rouge, Fla.: CRC Press).

Dreisbach, R. H. (1983) *Handbook of Poisoning: Diagnosis and Treatment.* 11. Aufl. (Los Altos, Calif.: C. A. Lange)

Polson, C. J.; Green, M. A.; Lee, M. R. (1983) *Clinical Toxicology* (London: Pitman).

Vale, J. A.; Meredith, T. J. (Hrsg.) (1981) *Poisoning: Diagnosis and Treatment* (London: Update Books).

11. Toxizitätstests und Risikoabschätzung

In den meisten Industrienationen müssen Medikamente (auch die für Tiere), Lebensmittelzusatzstoffe, Industriechemikalien und Pestizide, denen der Mensch und andere Lebewesen in der Umwelt ausgesetzt sein können, auf ihre Toxizität getestet werden. Die Richtlinien hierfür können allerdings in jedem Land anders sein. Im Rahmen dieses Buches sollen die Richtlinien jedoch nicht ausgeführt werden.

Die Durchführung von Toxizitätstests hängt von der Art der Substanz, ihrem vermutlichen Einsatz und von den Bestimmungen des jeweiligen Landes ab. Die Menge der erforderlichen Daten hängt auch vom endgültigen Gebrauch der Substanz ab. Beispielsweise erfordern Industriechemikalien, die in geringen Mengen produziert werden, nur sehr wenige Toxizitätsdaten, während für Menschen gedachte Medikamente umfangreiche toxikologische Tests erfordern. Pestizide müssen unter Umständen auf ihre Wirkungen auf viele verschiedene Tiere und Pflanzen in der Umwelt getestet und hinsichtlich ihrer Beständigkeit untersucht werden.

Dennoch basieren alle Toxizitätstests auf den gleichen Grundprinzipien. Für bereits existierende Chemikalien können toxikologische Informationen auch für Menschen und Tiere eingeholt werden, zum Beispiel aus klinischen Studien, von am Arbeitsplatz exponierten Personen und von Menschen und Tieren, die in der Umwelt einer Substanz ausgesetzt sind.

Ein Expositionsmonitoring kannn auch beim Menschen während einer potentiellen Exposition durchgeführt werden. Hierbei werden Substanzen und ihre Metaboliten in Körperflüssigkeiten gemessen und biochemische Anzeichen für pathologische Veränderungen registriert. Beispiele hierfür sind das Monitoring von Landarbeitern auf eine Exposition mit organischen Phosphorverbindungen, indem man den Grad der Cholinesterasehemmung in Blutproben bestimmt, und die Messung der ALA-Konzentration im Urin zum Nachweis einer Bleivergiftung. Die Untersuchung von einzelnen Greifvogelpopulationen, bei der bestimmte Parameter wie die Eischalendicke und die Pestizidkonzentrationen gemessen werden, ist ein Beispiel für eine Felduntersuchung auf eine mögliche Toxizität.

In Großbritannien gibt es für die Human- und die Tiermedizin ein System für die Aufzeichnung von Medikamentennebenwirkungen. In der Humanmedizin ist dies das sogenannte *yellow card*-System; in der Bundesrepublik Deutschland erfolgt dies durch Meldung an die Arzneimittelkommission der Deutschen Ärzteschaft. Bei tierärztlichen Medikamenten werden nicht nur die Nebenwirkungen bei dem behandelten Tier, sondern auch beim Anwender aufgezeichnet. Daten, die mit der Exposition in Zusammenhang stehen, können bei einer Auswertung der toxikologischen Gesamtdaten für eine bestimmte Verbindung äußerst wichtig sein.

Pestizide und andere chemische Substanzen, die die Umwelt verseuchen können, müssen auch darauf getestet werden, wie beständig sie in der Umwelt sind und wie sie sich in Nahrungsketten verhalten. Auch die Stabilität solcher Verbindungen in bestimmten Biotopen ist von großer Bedeutung. Die Ökotoxikologie beschäftigt sich also mehr mit Rückstandsanalysen als beispielsweise die Arzneimitteltoxikologie. Eine Ausnahme bilden hier die tierärztlichen Arzneimittel, bei denen die Messung von Rückständen in Tieren, die für den menschlichen Verzehr gedacht sind, sehr wichtig ist.

Hier einige Beispiele für relevante Fragen, die vor jeder Toxizitätsstudie gestellt werden sollten:

- Ist es eine neue Substanz, oder wird sie bereits seit längerer Zeit eingesetzt?
- Soll sie in die Umwelt freigesetzt werden?
- Soll sie Lebensmitteln zugesetzt werden?
- Soll sie einmalig oder wiederholt verabreicht werden?
- Wie hoch wird die verabreichte Dosis sein?
- Welche Altersgruppe wird ihr ausgesetzt sein?
- Sind vermutlich Schwangere oder Frauen im gebärfähigen Alter exponiert?

Die Toxizität eines Moleküls kann aus einer Wechselwirkung mit einem bestimmten biologischen System resultieren. Sind die physicochemischen Eigenschaften des Moleküls bekannt, so kann dies dem Toxikologen helfen, die Toxizität – beziehungsweise potentielle Toxizität – zu verstehen und Verteilung sowie Metabolismus vorherzusagen. Im vorliegenden Buch wurden schon einige Beispiele dafür erwähnt, wie wichtig physikochemische Prinzipien in der Toxikologie sind. Struktur-Wirkungs-Beziehungen werden nun auch in der Toxikologie eingesetzt, wie dies in der Pharmakologie bereits geschieht, besonders im Bereich der chemischen Mutagenese und Kanzerogenese.

Das aus Vorstudien gewonnene Wissen kann auch den Verlauf der nachfolgenden Toxizitätstests beeinflussen, besonders wenn Ähnlichkeiten mit anderen Substanzen bestehen, deren Toxizität bekannt ist. Wichtige Parameter sind Löslichkeit, Verteilungskoeffizient, Schmelz- oder Siedepunkt, Dampfdruck und Reinheitsgrad. Eine Industriechemikalie, die eine sehr flüchtige Flüssigkeit ist (das heißt, sie besitzt einen hohen Dampfdruck), sollte mindestens auf ihre Toxizität beim Einatmen und möglichst auch bei Hautkontakt getestet werden.

Außer physikochemischen gibt es auch biologische Faktoren, von denen die folgenden die wichtigsten sind:

- die für Studien geeignetsten Spezies;
- das Geschlecht der eingesetzten Versuchstiere;
- der Einsatz von ingezüchteten oder nichtingezüchteten Stämmen;
- die Haltungsbedingungen;
- die Ernährung;
- die Gesundheit der Tiere;
- die metabolische Ähnlichkeit mit dem Menschen;
- der Verabreichungsweg;
- die Dauer der Toxizitätsstudie;
- die Anzahl der verwendeten Tiere;
- die Trägersubstanz (Vehikel).

Der Verabreichungsweg und die Trägersubstanz hängen von dem vermuteten endgültigen Einsatz der Substanz ab oder, wie bei einem Medikament, von der Darreichungsform. Die zu messenden Parameter können auch von der jeweiligen Studie abhängen. Studien des Metabolismus können mit Toxizitätsstudien verknüpft werden, beispielsweise die Messung von Plasmakonzentrationen und die Identifizierung von Metaboliten im Urin mit der Untersuchung klinisch-chemischer Parameter. Bevor die Studie beginnt, wird auch entschieden, welche biochemischen und pathologischen Meßmethoden eingesetzt werden sollen.

Die ersten Toxizitätsstudien werden normalerweise durchgeführt, um den ungefähren Bereich toxischer Dosen zu bestimmen. Für ein Medikament kann dies bereits aus pharmakologischen Studien bekannt sein, eine Industriechemikalie kann jedoch eine völlig unbekannte biologische Aktivität besitzen. In den ersten Studien, die den toxischen Wirkungsbereich abstecken sollen, werden folglich zumeist Dosen eingesetzt, deren Höhe eine logarithmische oder halblogarithmische Skala zugrundeliegt. Diese ersten Studien sind wichtig, wenn in späteren Untersuchungen keine großen Mengen von Versuchstieren verschwendet werden sollen. Während der ersten Tests werden die Versuchstiere auch beobachtet, um einen Einblick in die möglichen toxischen Effekte zu erhalten.

Wenn der ungefähre toxische Dosisbereich einmal bekannt ist, können verschiedene andere Toxizitätsstudien durchgeführt werden, die normalerweise folgende Toxizitätsparameter untersuchen: akute, subakute (28 oder 90 Tage), chronische (langsam einsetzende, dauerhafte) Toxizität, Mutagenität, Kanzerogenität, Teratogenität, Auswirkungen auf die Fertilität und *in vitro-Toxizität*; manche Verbindungen können auch auf andere Weise auf ihre Toxizität getestet werden, so zum Beispiel mit Irritations- und Hautsensibilisierungsstudien.

Medikamente, Lebensmittelzusatzstoffe, Industriechemikalien und Pestizide erfordern aufgrund der unterschiedlichen Expositionsbedingungen verschiedene Testmethoden.

Chemikalien, die in der Umwelt eingesetzt werden sollen (zum Beispiel Pestizide) und Industriechemikalien, die irrtümlich in die Umwelt entlassen werden können, werden auch auf ihre Ökotoxität getestet. Dies umfaßt Tests mit Wirbellosen wie *Daphnia* (dem Wasserfloh) und Regenwürmern sowie mit Fischen, Phytoplankton und höheren Pflanzen.

Akute Toxizitätstests

Akute Toxizitätstests wurden entwickelt, um die Effekte zu bestimmen, die kurz nach der Verabreichung auftreten. Mit diesen Tests lassen sich die Dosis-Wirkungs-Beziehung und der LD_{50}-Wert bestimmen. Die genaue Durchführung der Toxizitätsstudien variiert, je nach Verbindung, ihrem möglichen Einsatz und den jeweils zu erfüllenden behördlichen Bestimmungen. Normalerweise werden mindestens vier Dosen eingesetzt, die logarithmisch gesteigert werden – besonders dann, wenn noch keine den toxischen Wirkungsbereich bestimmenden Tests durchgeführt wurden. Obwohl die traditionelle Bestimmung des LD_{50}-Wertes inzwischen bei vielen Toxikologen nicht mehr sehr beliebt ist, wird sie noch von einigen Instanzen gefordert (für ausführlichere Informationen siehe die Literaturliste). Kürzlich wurde von der British Toxicology Society ein alternativer Test vorgeschlagen, der ebenfalls die ungefähre toxische Dosis bestimmt, hierfür jedoch weit weniger Tiere benötigt. Dabei wird eine kleine Anzahl Tiere (zum Beispiel fünf von jedem Geschlecht) mit der zu testenden Chemikalie belastet (zum Beispiel mit fünf Milligramm pro Kilogramm) und auf Anzeichen einer Toxizität beobachtet. Wenn 90 Prozent oder mehr der Tiere dies ohne Anzeichen einer Toxizität überleben, wird eine höhere Dosis eingesetzt (zum Beispiel 50 Milligramm pro Körpergramm). Überleben mehr als 90 Prozent 500 Milligramm pro Kilogramm ohne Anzeichen einer Toxizität, wird die Chemikalie „unklassifiziert" genannt. Nach der Höhe der Dosis, die eine Toxizität hervorruft, kann die Chemikalie klassifiziert werden (Tabelle 11.1). Die Informationen, die einem akuten Toxizitätstest ent-

Tabelle 11.1: Untersuchung der akuten oralen Toxizität und Abschätzung der maximalen, nichttödlichen oralen Dosis zu Klassifizierungszwecken

Testdosis	Ergebnis	Wirkung/Klassifizierung
5 mg/kg	<90% Überleben	sehr toxisch
	>90% Überleben, jedoch Toxizität	toxisch
	>90% Überleben ohne Toxizität	erneuter Test mit 50 mg/kg
50 mg/kg	<90% Überleben	toxisch; Test/erneuter Test mit 5 mg/kg
	>90% Überleben, jedoch Toxizität	schädlich
	>90% Überleben ohne Toxizität	erneuter Test mit 500 mg/kg
500 mg/kg	<90% Überleben oder Toxizität	schädlich; Test/erneuter Test mit 50 mg/kg
	>90% Überleben ohne Toxizität	unklassifiziert

Quelle: Modifiziert nach van den Heuvel, M.H. et al.: *Human Toxicology* 6 (1987) 279.

nommen werden können, sind die Art der Dosis-Wirkungs-Beziehung, Beobachtungen der toxischen Effekte und, falls eines der Tiere stirbt, die Zeit bis zum Tod. Auch der LD_{50}-Wert kann bestimmt werden, wenn bei jeder Dosis genügend Tiere verwendet wurden. Es ist wichtig, daß die Dosisabstände genügend groß sind, damit die toxischen Effekte an den höchsten eingesetzten Dosen festgemacht werden können, es sei denn, dies würde Dosen erfordern, die in Bezug auf die zu erwartende Dosis oder Exposition unrealistisch wären. Die Dosisabstände und die Darreichungsform werden vom zu erwartenden Darreichungsweg sowie der vermuteten Dosis oder Expositionskonzentration beeinflußt.

Am Ende des Toxizitätstests werden die überlebenden Tiere getötet und ihre Gewebe histopathologisch untersucht. Auch Tiere, die während der Studie sterben, sollten seziert werden.

Subakute Toxizitätstests

Nach den akuten Toxizitätstests werden normalerweise subakute Toxizitätstests durchgeführt. In ihnen werden die Tiere der zu testenden Substanz für eine längere Zeit – zumeist 28 oder 90 Tage – ausgesetzt. Die Exposition erfolgt häufig, normalerweise täglich.

Die subakuten Tests, auch subchronische Tests genannt, geben über die von der jeweiligen Verbindung betroffenen Zielorgane und die wichtigsten toxischen Effekte Auskunft. Während dieser Tests können langsam einsetzende toxische Effekte sowie reversible und adaptive Reaktionen aufgedeckt werden. Die Konzentrationen der Verbindung in Blut und Geweben können gemessen werden und mit den gefundenen toxischen Effekten in Verbindung gebracht werden. Am Ende der Studie wird eine pathologische Untersuchung durchgeführt. Während der Studie sollten klinisch-chemische Messungen durchgeführt werden, um die Entwicklung etwaiger pathologischer Läsionen aufzuzeigen. Die aus subakuten Toxizitätstests gewonnenen Daten erleichtern auch die Planung von chronischen Toxizitätsstudien. Normalerweise wird in subakuten Toxizitätsstudien versucht, den NOEL zu ermitteln, wobei Daten aus anderen Tests mitberücksichtigt werden.

Chronische Toxizitätstests

In diesen Tests werden Versuchstiere der fraglichen Substanz während ihres gesamten Lebens permanent ausgesetzt. Wie die subakuten Toxizitätstests werden auch die chronischen Toxizitätstests mit einer pathologischen Untersuchung abgeschlossen. Häufig werden auch in regelmäßigen Abständen klinisch-chemische Messungen durchgeführt. Diese klinisch-chemischen Messungen können die Entwicklung von pathologischen Veränderungen anzeigen, die dann bei der Sektion gefunden werden können. Auch die Veränderung einfacher Eigenschaften, wie Körpergewicht oder Nahrungs- und Wasseraufnahme können unerwünschte Wirkungen anzeigen.

Chronische Toxizitätsstudien sind für Medikamente wichtig, die über lange Zeiträume hinweg verabreicht werden, für Lebensmittelzusatzstoffe, denen wir das ganze Leben ausgesetzt sein können, und für Umwelt- und Industriechemikalien, die über lange Zeiträume hinweg in geringen Konzentrationen auf uns einwirken können.

Für alle drei Arten von Toxizitätstests sind die Auswahl von Dosis, Spezies, Tierstamm, Expositionsweg, gemessenen Parametern und viele andere Fragestellungen essentiell. Die Fragestellungen werden deutlich von der jeweiligen Art der Chemikalie, den zu erwartenden Expositionsbedingungen und den Bestimmungen der Länder, in denen die Substanz eingesetzt werden soll, beeinflußt. Einzelinformationen zu diesen Toxizitätstests kann der Leser der angegebenen Literatur entnehmen.

Die Anforderungen der „New Substances Regulation" in Großbritannien mögen hier dazu dienen, den Bereich der möglicherweise geforderten physikochemischen, toxikologischen und ökotoxikologischen Studien zu illustrieren. Nach diesen Bestimmungen hängt der Testumfang davon ab, wieviel von der Substanz produziert wird. Die minimalen Forderungen sind in Tabelle 11.2 aufgeführt. Je nach Menge der produzierten Verbindung und den Ergebnissen anderer Tests können auch Studien zu Teratologie und Fruchtbarkeit sowie weitere subchronische und chronische Toxizitätstests sowie Kanzerogenitätstests gefordert werden. Es kann auch nötig sein, manche der bereits durchgeführten Studien zu wiederholen, wobei dann beispielsweise andere Verabreichungswege oder eine andere Tierspezies eingesetzt werden. Auch ökotoxikologische Studien müssen manchmal erweitert werden, indem man Toxizitätsstudien noch bei Wasserflöhen und Fischen durchführt, die Effekte auf höhere Pflanzen und die Bedingungen

Tabelle 11.2: Zusammenfassung der wichtigsten Informationen, die für eine neue Substanz nötig sind*

Identität	*toxikologische Studien*
Name/Handelsname	akute Toxizität (oral/inhalativ/kutan)
Formel (empirisch/strukturell)	Haut- und Augenirritation
Zusammensetzung	Hautsensibilisierung
Methoden der Entdeckung/	subakute Toxizität (28 Tage)
Bestimmung	Mutagenität
	(bakteriell und nichtbakteriell)
Einsatz und Vorsichtsmaßnahmen	*ökotoxikologische Studien*
vorgesehene Einsätze	Fischgiftigkeit
geschätzte Produktion/Import	Toxizität in Wasserflöhen
Handhabung/Lagerung/Transport-	Abbaudaten (BOD, BOD/COD)
methoden und Vorsichtsmaßnahmen	
Notfalleinschätzungen	
physikochemische Eigenschaften	*Möglichkeit, die Substanz als harmlos einzustufen*
Schmelzpunkt	für die Industrie
Siedepunkt	für die Bevölkerung
relative Dichte	Deklaration, was die Möglichkeit uner-
	wünschter Effekte angeht
Dampfdruck	Vorschläge für Klassifizierung und Eti-
Oberflächenspannung	kettierung
Wasserlöslichkeit	Vorschläge für erforderliche Vorsichts-
Fettlöslichkeit	maßnahmen für den sicheren Gebrauch
Verteilungskoeffizient (Octanol/Wasser)	
Flammpunkt	
Entzündlichkeit	
explosive Eigenschaften	
Selbstentzündlichkeit	
Oxidationseigenschaften	

* Hier sind die Mindestinformationen zusammengetragen, die nach den Bestimmungen der Europäischen Gemeinschaft erforderlich sind. Aus: Med. Inform. 10 (1985) 123–127, Woodward und Tomlinson.

der Bioakkumulation in Fischen und unter Umständen in anderen Tieren untersucht.

Zumindest die hier beschriebenen Tests werden gefordert. Sie sollen dazu dienen, die angewendeten Prinzipien zu illustrieren. Es müssen jedoch auch noch andere Tests durchgeführt werden, wie zum Beispiel Teratogenitätstests und andere Studien zur Reproduktion sowie Tests zur Kanzerogenität, Mutagenität, Reizwirkung und Hautsensibilisierung.

Reproduktionsstudien bestimmen den Effekt der Verbindung auf den Vermehrungsprozeß, Teratogenitätstests untersuchen den Effekt der Verbindung auf die Entwicklung von Embryo und Fetus. Diese können als schwere anatomische Anomalien beim neugeborenen Tier sichtbar werden oder versteckere Effekte wie Verhaltensänderungen sein. In reproduktiven Toxizitätstests können die Effekte der Verbindung auf die Fruchtbarkeit sowohl männlicher als auch weiblicher Tiere untersucht werden. Auch die Daten aus anderen Tests können hier wichtig sein, zum Beispiel histopathologische Hinweise auf Hodenschäden, die sich vielleicht auch als Einschränkung der männlichen Fruchtbarkeit nachweisen lassen.

Mutagenitätstests zeigen an, ob die Verbindung genetische Schäden verursachen und so in Keim- oder Körperzellen Mutationen hervorrufen kann. Solche Tests zeigen an, ob eine Verbindung möglicherweise Krebs hervorrufen kann. Mutagenitätstests werden an Bakterien und Säugetierzellkulturen *in vitro* durchgeführt. *In vivo*-Versuche umfassen den Mikronukleustest und den Dominant-Letal-Test (siehe Literaturhinweise).

Auch Kanzerogenitätstests können erforderlich sein, besonders wenn die Mutagenitätstests positiv sind. Die Verbindung wird dem Versuchstier während seines gesamten Lebens permanent im Trinkwasser oder Futter verabreicht. Durch histopathologische Untersuchungen, bei denen Gewebeproben der wichtigsten Organe untersucht werden, kann – *post mortem* oder vielleicht noch zu Lebzeiten – das Auftreten von Tumoren gezeigt werden.

Für Industriechemikalien und Pestizide können vor allem Reizungs- und Hautsensibilisierungstests gefordert werden. Reizungstests werden gewöhnlich an Haut oder Augen von Kaninchen vorgenommen. Der Hautsensibilisierungstest wird normalerweise am Meerschweinchen durchgeführt. Ein positives Ergebnis zeigt an, daß die Verbindung beim Menschen eine Kontaktdermatitis verursachen kann. Manche Verbindungen können auch die Lungen sensibilisieren. Für diesen Effekt gibt es jedoch kein zuverlässiges Tiermodell.

Die Abwägung der Toxizitätsdaten kann weitere Studien anregen, die dann beispielsweise zeigen sollen, daß es sich bei einem bestimmten Effekt um eine Besonderheit der betreffenden Tierart handelt, die daher für den Menschen irrelevant ist.

Toxizitätstests werden normalerweise entweder von der Herstellerfirma oder einem Vertragslabor (oder beiden) durchgeführt. Toxizitätsstudien sollten sich an bestimmten Richtlinien orientieren, zum Beispiel an denen der Organization for Economic Cooperation and Development (OECD). Diese Richtlinien sind häufig auch in nationale Bestimmungen einbezogen, wie in Großbritannien und den Vereinigten

Staaten. Toxizitätstests müssen mittlerweile auch in Abstimmung mit einem als „Good Laboratory Practice" (GLP) bekannten System durchgeführt werden, das jeden Aspekt der Durchführung einer Untersuchung berücksichtigt, einschließlich der Bekanntgabe der Ergebnisse. Dieses System wurde nach einem Skandal in den Vereinigten Staaten entwickelt, um sicherzustellen, daß Toxizitätstests kompetent durchgeführt werden und die Daten nicht konstruiert werden.

Toxizitätsuntersuchungen können auch noch anderen Nutzen bringen als nur die Bestimmungen der Instanzen zu erfüllen. Im Falle von Vergiftungsfällen bei Mensch oder Tier können die Daten lebensrettend sein. Versuchstierstudien zur Toxizität von Cyanid brachten beispielsweise Daten hervor, die für die Behandlung von Cyanidvergiftungen sehr nützlich waren. Das Fehlen jeglicher Toxizitätsdaten zu Methylisocyanat erschwerte die Arbeit der Retter und Ärzte im indischen Bhopal nach dem großen Unglück, bei dem Methylisocyanat aus einer chemischen Fabrik ausgetreten war. Grundlegende Studien zur Toxizität von Paracetamol führten direkt zum Einsatz eines Gegengiftes, das sich als extrem wirksam und lebensrettend erwies. Versuche, die grundlegenden Mechanismen der Toxizität zu verstehen, erlauben sichere Vorhersagen einer Toxizität sowie die erfolgreichere Entwicklung von Tests, die toxisches Potential aufdecken sollen.

Risikoabschätzung und Interpretation toxikologischer Daten

Zur Zeit werden in den Vereinigten Staaten 65000 Chemikalien produziert; 500 bis 1000 neue Chemikalien kommen jedes Jahr hinzu. In der Vergangenheit wurden Chemikalien wohl zu schnell produziert und eingesetzt, ohne daß auf ausreichende Vorsorge und Umsicht geachtet wurde. In *Der stumme Frühling* verdeutlichte Rachel Carson die Gefahr einer solchen Handlungsweise. Die Bevölkerung ist heute allen Chemikalien gegenüber sehr mißtrauisch eingestellt. Es besteht eine – vielleicht übertriebene – Angst, durch Chemikalien in der Umwelt vergiftet zu werden, und der Glaube, daß alle Chemikalien schädlich seien. Wegen der allgemeinen Befürchtungen und des Drucks der Öffentlichkeit wurden in vielen Ländern Gesetze verabschiedet. Diese Gesetze sind natürlich notwendig, es sollten jedoch eher Richtlinien angewendet werden als strikte Gesetze, die jeden Fall auf dieselbe Weise bewerten. Das Hauptproblem toxikologischer Daten ist die Abschätzung und die darauf folgende Bewertung von Risiken sowie die Abwägung von Risiko und Nutzen.

Das Risiko ist ein Maß der Wahrscheinlichkeit, mit der eine Nebenwirkung auftritt. Dies kann das absolute Risiko sein (ein übermäßiges Risiko aufgrund einer Exposition) oder das relative Risiko (das Verhältnis des Risikos von exponierter zu nichtexponierter Bevölkerung).

Soll eine Chemikalie als toxische Gefahr eingestuft werden, entspricht das Risiko der erwarteten Häufigkeit von unerwünschten Effekten, die aus der Exposition mit dieser Chemikalie entstehen. Es erwächst aus dem Zusammenwirken der eigentlichen Toxizität mit der Dosis oder Expositionshöhe. Die Expositionshöhe wird von Dauer, Häufigkeit und Intensität der Exposition bestimmt, die wiederum von den Umständen einer Exposition in einer bestimmten Umgebung abhängen. Zum Beispiel können die Arbeiter einer Fabrik, in der eine bestimmte Chemikalie produziert wird, eine ständige, leichte Exposition erleiden, während Arbeiter, die Wartungsarbeiten an einem Reaktionsbehälter durchführen, zeitweise erheblich höhere Konzentrationen aufnehmen.

Arbeiter in anderen Teilen der Fabrik sowie die auf dem Gelände arbeitenden Büroangestellten sind vermutlich nur vernachlässigbaren Konzentrationen ausgesetzt und nur bei unfallbedingten Emissionen gefährdet. Je nach Art und Toxizität der jeweiligen Verbindung kann das Risiko für den Arbeiter in der Produktion, obschon er einer höheren Gesamtkonzentration ausgesetzt ist, geringer sein als für den in der Wartung Beschäftigten, der kurzfristig Spitzenkonzentrationen ausgesetzt ist. Ruft die Verbindung allerdings allergische Reaktionen hervor, so kann eine ständige Exposition zu einem höheren Risiko für den Arbeiter in der Produktion führen und damit ausschlaggebender sein. Daher beginnt eine Risikoabschätzung zunächst damit, daß die Art der potentiellen Schädigung erfaßt wird. Hieran schließt sich eine Berechnung der Expositionsgröße und -häufigkeit an sowie eine Erforschung von Aufnahme, Verteilung und Ausscheidung der Substanz im Organismus, Toxizität und ihrer Dosis-Wirkungs-Beziehung.

Die Bestimmung von Exposition und Dosis ist für die Risikoabschätzung sehr wichtig, sie kann jedoch für eine Gruppe von Menschen sehr schwierig zu berechnen sein, da die Exposition von vielen Faktoren beeinflußt sein kann. Da beispielsweise der Lebensstil beim Menschen sehr unterschiedlich sein kann, kann die Exposition verschieden häufig und periodisch auftreten. Solche Bedingungen sind nur sehr schwer zu simulieren. In der herstellenden Industrie wird die Exposition der Arbeiter möglicherweise durch eine Bestimmung der Konzentration in Blut und Urin überwacht. Dies kann jedoch auch durch den Einsatz von Umweltmeßsystemen geschehen.

In der Allgemeinbevölkerung ist dies allerdings sehr viel schwerer durchzuführen. Obwohl die zur Zeit verfügbaren Meßmethoden in der Lage sind, geringste Konzentrationen einer Substanz in der Umwelt nachzuweisen, ist es wesentlich schwerer und unpräziser, die Belastung des Menschen mit diesen Verbindungen zu bestimmen.

Mit den Jahren sind die Meßmethoden immer genauer geworden. So lassen sich immer kleinere Mengen einer Substanz aufspüren, was jedoch auch zu überängstlichen Reaktionen auf insignifikante Konzentrationen führen kann. Die Wissenschaft der Toxikologie umfaßt die Beobachtung der qualitativen und quantitiativen Effekte von Verbindungen auf biologische Systeme *in vivo* und *in vitro*. Die Kunst der Toxikologie besteht darin, diese Daten – beziehungsweise einen begrenzten Datengrundstock – einzusetzen, um die Wahrscheinlichkeit des Auftretens eines toxischen Effekts vorherzusagen. Dies erfordert die Extrapolation von einer Spezies zur anderen beziehungsweise von einer Dosis- oder Expositionshöhe zur anderen.

Mit akuten toxischen Effekten kann man normalerweise leichter umgehen als mit chronischen, da es allgemein akzeptiert ist, daß es eine Dosis gibt, bei der keine negative Wirkung beobachtet wird (NOEL). Diese kann aus der Dosis-Wirkungs-Beziehung abgeleitet werden. Hiervon kann ein Wert für die akzeptable tägliche Aufnahme (ADI) abgeleitet werden – zum Beispiel für einen Lebensmittelzusatzstoff – oder der therapeutische Index für ein Medikament (Definition von therapeutischem Index, ADI und NOEL in Kapitel 1).

Die chronische Toxizität, besonders die Kanzerogenität und die Teratogenität, werfen größere Probleme auf. Theoretisch reicht ein einziger „Treffer" oder eine Reaktion der Verbindung oder ihrer Metaboliten aus, um eine kanzerogene Veränderung hervorzurufen, wenn ein wichtiger Teil eines DNA-Moleküls hiervon betroffen ist. Für die meisten Verbindungen besteht jedoch nur eine sehr geringe Chance, daß ein Molekül diesen Wirkort erreicht. Dies wird durch Potenz, Resorption, Verteilung und Metabolismus der Verbindung bestimmt. Hierdurch wird ihre Fähigkeit, die DNA zu erreichen und zu schädigen, beeinflußt. Auch die Fähigkeit der jeweiligen Zelle, solche Schäden zu reparieren, ist hierfür sehr wichtig.

Es muß daher für ein Kanzerogen eine Schwellendosis geben. Diese ist bei Säugietieren *in vivo* jedoch sehr schwer zu bestimmen, da es zur Zeit unmöglich ist, die maßgeblichen biochemischen Veränderungen auf zellulärer Ebene aufzuspüren. Folglich werden Versuche mit Bakterien wie der Ames-Test zum Nachweis von Mutationen durchgeführt. Die Ergebnisse aus Kanzerogenitätsstudien an Versuchstieren sind besonders schwer einzuschätzen, da ein vermehrtes Auftreten von Tumoren in kleinen Populationen, wie sie in Kanzerogenitätstests an Versuchstieren verwendet werden, nur schwer aufzuzeigen ist. In den Tieren kann außerdem bereits von vornherein eine erhöhte Empfindlichkeit für bestimmte Tumorarten bestehen.

Es gibt eine praktikable, statistische Grenze für die Häufigkeit von Krebserkrankungen. Beispielsweise müssen von 1000 Versuchstieren, mehr als fünf Tiere an Krebs erkranken, um den Effekt mit einer 99prozentigen Sicherheit aufzudecken. Erkranken aber von 1000 Tieren fünf, käme es – auf den Menschen übertragen – bei der Bevölkerung der Vereinigten Staaten zu einer Million Krebsfällen. Es ist nicht praktikabel, noch größere Versuchstierkollektive zu verwenden. Es wäre extrem teuer und würde dem Tierschutz entgegenstehen. Ein Krebsrisiko mittels Kanzerogenitätsstudien zu bestimmen ist sehr schwierig, und diejenigen, die solche Tests durchführen und auswerten neigen zu sehr vorsichtigen Einschätzungen.

Um das Dilemma einer niedrigen Erkrankungsrate zu umgehen, werden die Dosen in den Tierversuchen erhöht. Dabei geht man davon aus, daß die Reaktionen linear verlaufen und eine rückwärtige Extrapolation von hohen zu niedrigen Dosen möglich ist. Dies ließ verschiedene Versuchsmodelle entstehen. Die aus diesen Modellen abgeleiteten Einschätzungen variieren jedoch. Die Genauigkeit des mathematischen Modells ist äußerst irrelevant, wenn die ursprünglichen toxikologischen Daten von schlechter Qualität sind. Unglücklicherweise glaubt die Öffentlichkeit den Expositionsgrenzen und ähnlichen Daten unbesehen oder aber sie glaubt ihnen überhaupt nicht.

Folglich werden in den Kanzerogenitätstests Dosen eingesetzt, die nahe an der maximalen tolerierbaren Dosis (MTD) liegen – ungeachtet der Probleme von dosisabhängigem Metabolismus, dosisabhängiger Kinetik und der Möglichkeit anderer pathologischer Effekte, die die Kanzerogenität beeinflussen. Diese Annäherung ist jedoch umstritten, da Kanzerogene durchaus einen dosisabhängigen Metabolismus aufweisen können. Bei schwachen Kanzerogenen oder Substanzen wie Saccharin, die in Verdacht stehen, Krebs auszulösen, (Kapitel 6), besonders aber bei epigenetischen Kanzerogenen kann dies für die Interpretation von Kanzerogenitätsdaten entscheidend sein. Das heißt, daß hohe Dosen einer Verbindung in einer Weise metabolisiert werden, die sich quantitativ oder qualitativ davon unterscheidet, was bei der erwarteten Dosis oder Exposition geschieht.

Folglich ist es möglich, daß eine Verbindung nur unter diesen extremen Dosierungsbedingungen kanzerogen ist. Die Industriechemikalie Hydrazin ist zum Beispiel bei starker Exposition oder hohen Dosen schwach kanzerogen. Sie verursacht auch eine Methylierung der DNA, ein möglicherweise mutagenes Geschehen, das zu Krebs führen kann. Diese Methylierung tritt jedoch erst nach hohen, hepatotoxischen Dosen auf. Der akute toxische Effekt hängt also spezifisch mit der DNA-Methylierung zusammen, so daß der akute Effekt für die Entwicklung von Krebs nötig ist.

Problematisch für die Risikoabschätzung und die Interpretation toxikologischer Daten ist auch die Extrapolation von einer Spezies zur anderen. Eine relevante Frage ist zum Beispiel, von welcher Versuchstierspezies die Extrapolation zum Menschen vorgenommen werden soll: von der empfindlichsten oder von derjenigen, die in Bezug auf Reaktion oder Einlagerung der Verbindung dem Menschen am ähnlichsten ist? Die Spezies oder der Stamm, der in einer bestimmten Kanzerogenitätsstudie eingesetzt wird, kann von Natur aus für eine oder mehrere Tumorarten besonders empfänglich sein. Die Bewertung einer Zunahme der betreffenden Tumorart und ihre Relevanz für den Menschen kann somit besondere Probleme aufweisen. Daher ist die Risikoabschätzung einer Kanzerogenität – wohl mehr als bei jedem anderen toxischen Effekt – mit Schwierigkeiten befrachtet.

Bei akuten toxischen Effekten ist die Dosiswirkung oft eindeutig und erlaubt so die Berechnung eines NOEL. Die Biologie einer Toxizitätsstudie muß allerdings stets berücksichtigt werden. Man darf sich nicht allzusehr auf die Statistik verlassen. Aufgrund der Schwierigkeiten der Extrapolation zwischen den Spezies und der Interpretation eines geringen Auftretens von Tumoren kann die Risikoabschätzung zu sehr unterschiedlichen quantitativen Werten führen. So wurde beispielsweise für Saccharin geschätzt, daß innerhalb von 70 Jahren bei einer täglichen Dosis von 120 Milligramm in den Vereinigten Staaten zwischen 220000 und 1144000 Fälle von Blasenkrebs auftreten würden. Für eine Risikoabschätzung einer bestimmten Verbindung werden daher andere Faktoren wichtig, wie die vermutliche und vernünftige Exposition des Menschen. In den Vereinigten Staaten wird dies jedoch durch die strikten Vorschriften des Delaney-Gesetzesabschnitts erschwert.

Das Auftreten eines toxischen Effektes kann unter exakt bestimmbaren Laborbedingungen gemessen werden. Die Übertragung der gefundenen Ergebnisse auf das „wirkliche Leben" beruht jedoch auf vielen Vermutungen, und eine genaue Risikoabschätzung ist deshalb unmöglich. Bei der Abwägung einer Gefährdung soll der Experte plausible Aussagen machen, obwohl er sie eigentlich nicht wissenschaftlich untermauern kann.

Bei einer Risikoabschätzung müssen Fragen gestellt werden, so zum Beispiel, welches Modell für die Extrapolation einer Dosis-Wirkungs-Kurve benutzt werden soll. Hierbei sind pharmakokinetische, mechanistische und metabolische Daten wichtig.

Wie soll die tatsächliche, menschliche Exposition durch begrenzte Daten abgeschätzt werden können? Die Probleme, die dies aufwirft, führen leicht dazu, daß eine Abschätzung für den schlimmsten Fall erfolgt und so das Risiko für die menschliche Gesundheit übertreibt.

Für eine neue chemische Substanz sind menschliche Daten nicht verfügbar. Da toxische Effekte nicht durch direkte Experimente verifiziert werden können, ist eine Extrapolation mit den Ergebnissen aus Versuchstierstudien notwendig. Natürlich ist es das Ziel, ein Höchstmaß an Sicherheit zu erreichen. Benutzt man jedoch, wenn es widersprüchliche Daten gibt, das einzige positive Ergebnis oder die „Wichtung" aller Daten? Daraus können überhöhte Schätzungen der Exposition entstehen.

Bei Verbindungen, die schon seit einiger Zeit eingesetzt werden, kann die Epidemiologie nützlich sein. Die meisten Verbindungen wurden noch nie der gesamten Bandbreite der Toxikologietests unterzogen (in den Vereinigten Staaten schätzungsweise 70 Prozent). Es wäre eine enorme Aufgabe, all diese Verbindungen zu testen. Es ist daher unverzichtbar, auf die Epidemiologie zurückzugreifen.

Auf die Risikoabschätzung folgt das Risikomanagement. Dies umfaßt auch ein Abwägen der Vorteile, wobei unvermeidlich auch Politik und Wirtschaft eine Rolle spielen. Auch die Risikoabschätzung selbst kann durch diese Faktoren beeinflußt werden.

Schlußfolgerungen

Bis heute durchschauen die Toxikologen die Mechanismen bei relativ wenigen toxischen Effekten von Chemikalien – und das auch nur zum Teil. Die Risikoabschätzung für den Menschen wird folglich schwierig und unsicher bleiben. Die Öffentlichkeit, die Industrie, die Ökonomen, aber auch die Toxikologen selbst müssen sich der Beschränktheit von Risikoabschätzungen stets bewußt sein.

Vielleicht erwartet die Öffentlichkeit zuviel von den Wissenschaftlern im allgemeinen und den Toxikologen im besonderen. Die Toxikologie kann nicht alle Antworten geben, die die Öffentlichkeit erwartet, da der Stand der Wissenschaft dies noch nicht erlaubt. Die Menschen fordern absolute Sicherheit, dies ist jedoch ein unerfüllbarer Traum. Zu den Pflichten des Toxikologen gehört es, die Grenzen des Möglichen verständlich zu machen. Die wirkliche Crux des Problems bei der Interpretation toxikologischer Daten vor dem Hintergrund der ansteigenden und weitverbreiteten Exposition von Menschen mit Chemikalien ist vielleicht das Abwägen von Nutzen und Risiko.

Obwohl sich die Öffentlichkeit vielleicht nicht immer der Tatsache bewußt ist, daß Chemikalien der Gesellschaft Nutzen bringen und daß mit ihrem Einsatz ein Risiko verbunden ist, sind die Vorteile häufig schwer zu quantifizieren und mit dem Risiko abzuwägen. So wie wir ein abschätzbares Risiko tragen, wenn wir mit einem Auto fahren, weil sein Gebrauch bequem und vielleicht unvermeidlich ist, sollten wir ähnliche Prinzipien auf die Chemikalien anwenden, die wir einsetzen. Leider sind Risiko und Nutzen nicht immer gleich verteilt. Ein Teil der Gesellschaft zieht finanziellen Gewinn aus dem Einsatz von Chemikalien, während ein anderer Nebenwirkungen riskiert.

Literatur

Griffin, J. P. (1985) Predictive value of animal toxicity studies. *ATLA* 12: 163.

Hayes, A. W. (Hrsg.) (1982) *Principles and Methods of Toxicology* (New York: Raven Press).

Heuvel, M. J. van den; Dayan, A. D.; Shillaker, R. O. (1987) Evaluation of the BTS approach to the testing of substances and preparations for their acute toxicity. *Human Toxicology* 6: 279.

Homburger, F. (Hrsg.) (1983) *Safety Evaluation and Regulation of Chemicals*. 3 Bde. (Basel: Karger).

Lu, F. C. (1985) *Basic Toxicology* (Washington, DC: Hemisphere).

Merrill, R. A. (1991) *Regulatory Toxicology*. In: *Cassarett and Doull's Toxicology*. Hrsg.: D. D. Klaassen; M. O. Amdur; J. Doull. 5. Aufl. (New York: Macmillan).

NIEHS (1987) Basic Research in Risk Assessment. *Environmental Health Perspectives* 76 (Dez.) (North Carolina: NIEHS).

Wilkinson, C. F. (1986) Risk assessment and regulatory policy. *Comments on Toxicology* 1: 1–21.

World Health Organization (1978) *Principles and Methods for Evaluating the Toxicity of Chemicals, Part 1*. Environmental Health Criteria 6 (Geneva: WHO).

Zbinden, G.; Flury-Reversi, M. (1981) Significance of the LD_{50} test for the toxicological evaluation of chemical substances. *Arch. Toxicol.* 47: 77.

Glossar

Acidose/Alkalose Der pH-Wert des Blutes liegt unterhalb/oberhalb des Normwertes von 7,36 bis 7,44.

β-Adrenozeptoren Rezeptoren, die postsynaptisch an der Membran der Erfolgszelle vorhanden sind und die Wirkungen von Adrenalin oder Noradrenalin vermitteln. β_1-Rezeptoren beeinflussen die Herzfunktion; β_2-Rezeptoren veranlassen die Erschlaffung glatter Muskulatur.

ADI *(acceptable daily intake)* Die akzeptable tägliche Aufnahme einer Substanz, die während einer gesamten Lebenszeit – auf der Basis aller zur Zeit bekannten Fakten – ohne nennenswertes Risiko zu sein scheint. ADI-Werte werden von der WHO festgelegt.

aerob/anaerob Ein Prozeß, der in Anwesenheit/Abwesenheit von Sauerstoff stattfindet.

Aerosol Dispersion flüssiger oder fester Partikel in einem Gas.

akut Eine Exposition oder Reaktion für kurze Zeit.

allergische Reaktion Eine einen hypersensitiven Zustand verursachende Reaktion auf einen Fremdstoff, die über immunologische Mechanismen vermittelt wird und zu bestimmten Reaktionsabläufen (Effektormechanismen) führt.

anaphylaktische Reaktion oder Soforttypreaktion Immunologischer Effektormechanismus vom Typ I (wird durch IgE-Antikörper vermittelt).

Anoxie Fehlende Sauerstoffversorgung des Gewebes.

Antidot (Gegengift)   Eine Substanz, die die Wirkung eines Giftes spezifisch blockiert oder reduziert.

Antigen   Ein Makromolekül (häufig ein Protein), das vom Immunsystem eines Tieres oder Menschen als fremd erkannt wird.

Antikoagulans   Ein Hemmstoff der Blutgerinnung.

Antikörper   Ein Protein, das vom lymphatischen Gewebe (dem Immunsystem) als Reaktion auf und spezifisch gegen einen Fremdstoff beziehungsweise ein Antigen produziert wird.

Asbestose   Eine Lungenschädigung, die durch Inhalation von Asbestfasern verursacht wird.

Ataxie   Störung der Muskelkoordination (des geordneten Zusammenwirkens von Muskelgruppen) aufgrund einer (Klein-)Hirnschädigung.

AUC *(area under curve)*   Die Fläche unterhalb einer Kurve, die die Konzentration einer Substanz im Plasma (Blut) in Abhängigkeit von der Zeit darstellt.

Berufskrankheit   Berufsbedingte, zum Beispiel durch einen Arbeitsstoff ausgelöste – oft chronische – Erkrankung, die von der Berufsgenossenschaft als entschädigungspflichtig anerkannt ist. (Derzeit in Deutschland 59, festgelegt in der Berufskrankheitenverordnung.)

Bioakkumulation   Die Anreicherung einer Substanz in einem biologischen System.

Biomagnifikation   Maß für die Anreicherung eines in der Umwelt vorhandenen Stoffes in einem biologischen System.

Block der venösen Leberstrombahn   Eine besondere Art der Leberschädigung, wobei die Blutgefäße und Sinusoide der Leber einen Blutfluß in diesem Bereich nicht mehr zulassen, was zur Ausbildung von Umgehungskreisläufen führt.

Blut-Hirn-Schranke   Eine Umschreibung der Unfähigkeit vieler Substanzen, aus dem Blut in die Gewebe des Gehirns zu gelangen; beruht anatomisch auf dem Endothel des Gehirns und Rückenmarks, das für hydrophile Moleküle mit einem Moleküldurchmesser von mehr als 0,16 Nanometer undurchlässig ist.

Blutwäsche   Extrakorporale Reinigung des Blutes von toxischen Substanzen.

BOD *(biochemical oxygen demand)*   Der biochemische Sauerstoffbedarf zeigt die Fähigkeit von Mikroorganismen, eine organische Substanz in Anwesenheit von Sauerstoff zu metabolisieren, und so auch das Potential der Substanz, Sauerstoff zu verbrauchen.

Bronchialkarzinom   Lungenkrebs.

Bronchokonstriktion   Zusammenziehung der Atemwege in der Lunge, beispielsweise aufgrund einer Exposition mit reizenden Chemikalien oder eines immunologischen Effektormechanismus (vom Typ I), der durch Freisetzung von Entzündungsmediatoren zustandekommt.

BSB (biologischer Sauerstoffbedarf)   Menge des von Mikroorganismen verbrauchten Sauerstoffs pro Volumen und Zeiteinheit.

cholinerge Stimulation   Reizung einer Effektorzelle über cholinerge Rezeptoren (Stimulation über Acetylcholin/-Agonisten, im Gegensatz zu einer adrenergen Stimulation über Noradrenalin).

chronisch   Langzeitexposition oder -wirkung.

Clearance   Die Plasmamenge, die pro Zeiteinheit von einer Substanz befreit wird.

COD *(chemical oxygen demand)*   Chemischer Sauerstoffbedarf; die Menge an Sauerstoff, die benötigt wird, um eine Substanz chemisch zu oxidieren.

COD/BOD   Das Verhältnis von COD zu BOD zeigt die Bioabbaubarkeit einer Substanz an.

Cyanose   Mangelnde O_2-Sättigung des Blutes, die zu einer bläulichen Verfärbung von Haut und Schleimhäuten führt.

Cytochrom a_3   Ein Häm enthaltendes Enzym, das Teil des Cytochrom-c-Oxidase-Komplexes ist, des letzten Cytochroms in der mitochondrialen Elektronentransportkette.

cytologische Untersuchung   Untersuchung von Zellen außerhalb des Gewebeverbandes, zum Beispiel im Urin.

Cytosol   Der innere Teil der Zelle ausschließlich der Organellen.

Delaney-Abschnitt   Abschnitt des Gesetzes über Nahrungsmittel, Medikamente und Kosmetika der Food and Drug Administration der Vereinigten Staaten. Der Abschnitt besagt, daß Lebensmittelzusatzstoffe, die in Mensch oder Tier in irgendeiner Konzentration Krebs verursachen, nicht als sicher gelten und daher verboten sind. (In der Bundesrepublik ist dies im Gesetz für Lebensmittel und Bedarfsgegenstände sowie in der Kosmetikverordnung festgelegt.)

Dermatitis   Entzündung der Haut.

detritivore Nahrungskette   Ein Tier, das tote, organische Substanzen (Detritus) nach der zunächst stattfindenden Zerlegung des Materials durch Zersetzer wie Bakterien und Pilze als Nahrungsquelle nutzt, wird „Detritivor" genannt. Die Art von Nahrungskette, die auf toten, organischen Substanzen als primären Energiequellen beruht, ist als „detritivore Nahrungskette" bekannt.

Dinoflagellaten   Einzellige Meeresalgen, die zwei Geißeln besitzen.

Disulfidbrücke   Eine Schwefel-Schwefel-Bindung (S-S) in Proteinen.

Dominant-Letal-Test   Ein *in vivo*-Test zum Nachweis von mutagenen Wirkungen. Im Prinzip handelt es sich um einen reproduktionstoxikologischen Test, an dessen Endpunkt die Letalität der Nachkommen steht. Chromosomenschäden werden für die Effekte verantwortlich gemacht.

ED$_{50}$ Dosis, bei welcher 50 Prozent der maximalen Wirkung auftreten oder im Kollektiv 50 Prozent der Individuen eine bestimmte Wirkung zeigen.

Elektrophile   Substanzen, die bei einer chemischen Reaktion Elektronen ganz oder teilweise aufnehmen (Kationen, Oxidationsmittel).

Encephalopathie   Eine degenerative Erkrankung des Gehirns.

Endogen   Im Körper (oder einem lebenden Organismus) selbst entstanden, nicht von außen zugeführt.

endoplasmatisches Retikulum (ER)   System von untereinander verbundenen, flachen Membranvesikeln und tubulären oder retikulären Strukturen in der Zelle. Es tritt in zwei Formen auf: das rauhe ER (rER) trägt Ribosomen, hier findet Proteinbiosynthese statt; das glatte ER (sER; s steht für *smooth*) ist ribosomenfrei. Außer der Proteinbiosynthese finden im ER die Lipidsynthese, die Metabolisierung von Xenobiotika und andere Reaktionen statt.

enterohepatischer Kreislauf   Die Ausscheidung einer Substanz über die Leber in die Galle, und von dort in den Darm; anschließend erfolgt die Wiederaufnahme aus dem Magen-Darm-Trakt in das Stromgebiet der Pfortader – möglicherweise nach enzymatischer Spaltung in Einzelbestandteile. Ermöglicht Kreislauf zwischen Darm und Leber unter Umgehung anderer Organe.

Epidemiologie   Die Erforschung der Häufigkeit, mit der Krankheiten in verschiedenen Populationen auftreten.

epigenetisch   Wird dieser Begriff als eine Beschreibung eines Kanzerogens oder eines Mechanismus der Kanzerogenese benutzt, so bedeutet er, daß eine Beeinflussung genetischen Materials – zum Beispiel das Hervorrufen einer Mutation – nicht vorliegt.

Eutrophierung   Erhöhung der Nährstoffkonzentration im Wasser, die zu einem übermäßigen Wachstum von Pflanzen, zum Beispiel Algen, und so zu einer Erschöpfung des Sauerstoffs führen kann; letztere wird von Tod und Verwesung aller aeroben Organismen in der aquatischen Umwelt und dem entsprechenden Wachstum anaerober

Bakterien gefolgt; dabei kommt es zu einer Anreicherung von Toxinen.

Exanthem   Ein Hautausschlag, beispielsweise aufgrund einer Infektionskrankheit oder einer allergischen Reaktion auf eine Chemikalie (ein Arzneimittel).

Fettlöslichkeit   → Lipophilie.

Fettsäure   Eine organische Säure mit einer langen aliphatischen Kette, die gesättigt oder ungesättigt sein kann.

Fibrose   Die Bildung von fibrösem Gewebe, die eine Reaktion des Gewebes auf Verletzungen sein kann und zu erhöhten Mengen von Kollagenfasern führt.

Ficksches Gesetz   Bei konstanter Temperatur ist die Diffusionsrate einer Substanz durch eine Zellmembran proportional zum Konzentrationsgradienten und dem Oberflächenareal.

freie Radikale   Chemische Verbindungen mit einem ungepaarten Valenzelektron; sie können geladen oder ungeladen sein.

Gehirnlähmung (= zentrale Lähmung)   Eine motorische Störung infolge Hirnschädigung (beispielsweise durch Schlaganfall).

genotoxisch   Toxisch für das genetische Material eines Organismus.

gesättigt   Chemischer Begriff für Moleküle, bei denen alle Bindungen der Kohlenstoffatome benutzt werden und somit keine Doppel- oder Dreifachbindungen existieren.

Glomerulus   Eine funktionale Einheit der Säugetierniere, die aus einem kleinen Bündel von in eine Kapsel ragenden Gefäßen besteht. Die Kapsel (Bowman-Kapsel) dient dazu, das Filtrat aus dem Blut jener Gefäße zu sammeln und in die Nierentubuli zu leiten.

Glutathion (GSH)   Das Tripeptid Glutamylcysteinylglycin. Es ist in den meisten Geweben enthalten, vor allem in der Leber. Es spielt bei der Entgiftung und beim Zellschutz eine wichtige Rolle.

Glycoprotein   Ein Protein, das einen Kohlenhydratanteil enthält.

GSH/GSSG   Reduziertes/oxidiertes Glutathion.

Gute Laborpraxis (*good laboratory praxis, GLP*)   Ein System von Protokollen (Standardarbeitsabläufen), die befolgt werden sollen, um die Produktion von unzuverlässigen und irreführenden Daten zu vermeiden. Akkurate Aufzeichnungen und Sorgfalt bei der Entwicklung der Studie sind wichtige Aspekte der GLP.

Halbwertszeit   Die Zeitspanne, in der die Konzentration eines Stoffes auf die Hälfte des ursprünglichen Wertes abgesunken ist.

Hämodialyse → Blutwäsche.

Hämoglobinurie Die Anwesenheit von Hämoglobin im Urin.

Hämolytische Anämie Zustand verminderter Hämoglobinkonzentration im Blut (Anämie) infolge vermehrten Erythrozytenzerfalls (Hämolyse).

Hämoperfusion Extrakorporale Filterung des Blutes durch Aktivkohle oder Harz zur Entfernung toxischer Substanzen.

Hämorrhagie Der Austritt von Blut aus einem Blutgefäß ins Gewebe.

hämorrhagische Nekrose Eine von Blutungen begleitete Nekrose.

Hapten Ein Molekül, das an ein Protein oder ein anderes Makromolekül bindet und es so zu einem Antigen werden läßt.

Henderson-Hasselbalch-Gleichung $pH = pK_a + \log A^-/HA$.

Herzrhythmusstörungen Anomale Rhythmen des Herzschlags.

Histamin Ein Vermittler von Entzündungsreaktionen im Körper, die Teil einer allergischen Reaktion (vom Typ I) sein können.

HLA-Typ Histokompatibilitätsantigene auf der Oberfläche kernhaltiger Zellen des Menschen.

hydrophob/hydrophil Geringe/gute Löslichkeit einer Substanz in wässrigen Lösungen.

Hyperkinese Motorische Hyperaktivität.

Hypoglykämie Zustand, bei dem die Glucosekonzentration im Blut erniedrigt ist.

Hypoxie Sauerstoffmangel in Geweben.

Idiosynkrasie In der Toxikologie bezeichnet dieses Wort eine unerwünschte Reaktion (oft eine unerwünschte Immunreaktion) auf eine Chemikalie, die nur bei einem einzigen beziehungsweise einer kleinen Anzahl von Individuen aufgrund eines seltenen Merkmals (einer Anomalie) auftritt.

Immunkomplex Ein Komplex aus Antikörper(n) und Antigen(en), der zu pathologischen Folgen wie einer Entzündung oder dem Verschluß eines Gefäßes führen kann.

Initiation Der erste irreversible Teilschritt des Kanzerogeneseprozesses; es wird vermutet, daß während dieses ersten Teilschrittes eine chemische Reaktion zwischen dem Kanzerogen und der DNA stattfindet.

Interferone Von kernhaltigen Zellen des Körpers als Reaktion auf einen Reiz (oft eine Virusinfektion) produzierte Makromoleküle; man unterscheidet Interferon-α (IFN-α), IFN-β und IFN-γ.

intraperitoneal/i. p. Ein Weg, auf dem Versuchstieren Substanzen durch direkte Injektion in die Bauchhöhle verabreicht werden.

Irritation/Irritabilität Eine direkte Reizung/Reizbarkeit eines Gewebes, zum Beispiel der Haut.

Ischämie Blut-Mangelversorgung in einem Gewebe aufgrund reduzierter oder blockierter Durchblutung; kann zur Gewebeschädigung bis hin zur Nekrose führen.

Isozym/Isoenzym Eines von verschiedenen Enzymproteinen, die die gleiche enzymatische Reaktion katalysieren, sich jedoch durch geeignete Methoden (zum Beispiel Elektrophorese) voneinander trennen lassen. Sie unterscheiden sich in Primärstruktur und weiteren Charakteristika.

Kanzerogene Alle Stoffe, die in einem geeigneten Tierversuch entweder a) die Inzidenz von auch ohne die Einwirkung des Stoffes (spontan) entstehenden Tumoren erhöhen, b) die Zeit bis zum Auftreten solcher Tumoren verkürzen, c) Tumoren in anderen Geweben erzeugen (Änderung des Tumorspektrums) oder d) die Zahl der Tumoren pro Tier erhöhen.

Keratin „Hornstoff". Ein hochpolymeres Skleroprotein, das vor allem in den Anhangsstrukturen der Haut (Haaren und Nägeln) vorkommt.

Killer-Lymphocyten Ein besonderer Typ von weißen Blutkörperchen, der in Immunreaktionen vom Typ IV eine Rolle spielen kann.

klinische Studien Untersuchungen unter definierten Bedingungen mit bestimmter, auf ein Medikament bezogener Fragestellung an Patienten, für die dieses Medikament bestimmt ist.

Kollagen Ein Strukturprotein des Bindegewebes, der Sehnen, des Knorpels und der Knochen.

Komplement Eine Reihe von Proteinen, die in extrazellulären Flüssigkeiten zu finden sind und in bestimmte immunologische Reaktionen einbezogen sind.

LD$_{50}$ Die Dosis einer Verbindung, die für 50 Prozent der ihr ausgesetzten Population von Organismen tödlich ist.

Lipidperoxidation Die Oxidation von Lipiden in Ein-Elektronenschritten in Gegenwart von H_2O_2 oder Hydroperoxiden. Dabei entstehen reaktive, cytotoxische Produkte.

Lipophilie Der Ausdruck beschreibt die Fähigkeit einer Substanz, sich in Fett – und somit in lebendem Gewebe – zu lösen oder an es zu binden beziehungsweise Zellmembranen zu permeieren. Dies trifft normalerweise auf Substanzen zu, die nicht geladen oder nicht polar sind beziehungsweise eine apolare Gruppe besitzen. Daher impliziert eine hohe Fettlöslichkeit normalerweise eine geringe Wasserlöslichkeit (Hydrophobie).

lokale Toxizität Eine Toxizität, die nur den Ort der Verabreichung oder Exposition betrifft.

MAK (maximale Arbeitsplatzkonzentration) Höchstzulässige Konzentration eines Stoffes als Gas, Dampf oder Schwebstoff in der Luft am Arbeitsplatz, die nach dem gegenwärtigen Stand der Kenntnis auch bei wiederholter und langfristiger, in der Regel täglich achtstündiger Exposition bei einer Wochenarbeitszeit von 40 Stunden im allgemeinen die Gesundheit des Beschäftigten nicht beeinträchtigt.

Makromolekül Ein sehr großes Molekül, zum Beispiel ein Protein oder eine Nukleinsäure.

Makrophagen Große phagozytierende Zellen, die Bestandteil des retikuloendothelialen Systems sind.

maximal tolerierbare Dosis (MTD) Die Dosis einer Substanz, die eine nicht mehr als zehnprozentige Gewichtsabnahme verursacht und nicht zum Tod oder zu anderen klinischen Anzeichen von Toxizität führt, die die Lebensspanne eines für 90 Tage exponierten Versuchstieres verkürzen würden.

Mesotheliom Eine seltene Krebsform, die hauptsächlich das Brustfell befällt und ausschließlich durch die Exposition mit bestimmten Asbestformen verursacht wird.

Methämoglobin/Methämoglobinämie Oxidiertes Hämoglobin (Fe^{2+} → Fe^{3+})/das Syndrom, bei dem die Menge des Methämoglobins im Blut größer als ein Prozent ist.

MIK (maximale Immissionskonzentration) Die für bestimmte Stoffe gesetzlich festgelegte maximal zulässige Abgabe in bodennahe Luftschichten.

Mikroflora/Mikrofauna Bakterien und andere Organismen, die sich im Magen-Darm-Trakt befinden.

Mikronukleustest Ein Test auf (→) mutagene Wirkung, bei dem die Stammzellen der roten Blutkörperchen von Mäusen eingesetzt werden. Die Mäuse werden der Chemikalie ausgesetzt und nach einem angemessenen Zeitraum wird das Knochenmark auf einen zahlenmäßigen Anstieg der Mikronuklei untersucht. Diese sind Chromosomenfragmente, die aus einer Spindel- oder Zentromerfehlfunktion heraus entstehen.

Mikrosomen/mikrosomal Die durch Ultrazentrifugation erhaltene subzelluläre Fraktion, die die Fragmente des endoplasmatischen Retikulums (ER) enthält.

Mitochondrien Intrazelluläre Organellen, in denen die Atmung und andere wichtige Stoffwechselprozesse stattfinden.

Monooxygenasen Enzymsysteme (zum Beispiel Cytochrom P450), die ein Atom eines Sauerstoffmoleküls auf ein Substratmolekül übertragen.

Mutagen Eine Substanz, die in direkter Reaktion mit genetischen Strukturen oder indirekt durch zellinterne Reaktionsprodukte Mutationen im genetischen Material eines ihr ausgesetzten Organismus verursacht (mutagen wirkt).

Myokard Die mittlere und dickste Herzmuskelschicht in der Herzwand = Herzmuskel.

NADH Das Coenzym Nicotinsäureamidadenindinucleotid (reduzierte Form).

NADPH Das Coenzym Nicotinsäureamidadenindinucleotidphosphat (reduziert).

Nahrungskette Eine gedachte Kette von in der Umwelt existierenden Organismen, in der sich jedes Glied der Kette von demjenigen ernährt, das sich in der Kette unmittelbar unterhalb befindet, und seinerseits von dem unmittelbar oberhalb gefressen wird. Am unteren Ende der Kette stehen Pflanzen und Bakterien, am oberen Ende die Fleischfresser (Carnivoren).

Narkose Die durch Exposition mit einem Lösungsmittel oder einer flüchtigen Flüssigkeit ausgelöste Bewußtlosigkeit.

Nekrose Der Prozeß des Zelltodes innerhalb eines lebenden Organismus und das Endresultat irreversibler Veränderungen nach Zellschädigungen.

Nephritis Nierenentzündung.

Nephron Die Urin produzierende funktionelle Einheit der Niere. Sie besteht aus einem langen, in Abschnitte unterteilten Kanälchen, in dem die Rückresorption bestimmter, vom Glomerulus aus dem Blut gefilterter gelöster Stoffe in den Blutstrom stattfindet.

Nernst-Verteilungsgesetz Es besagt, daß ein Fremdstoff in ungeladenem Zustand mittels passiver Diffusion entlang einem Konzentrationsgradienten durch eine Zellmembran penetriert.

NOEL *(no observed effect level)* Die Konzentration, bei der im Organismus keine Effekte zu beobachten sind.

Okklusion Verschluß eines Blutgefäßes durch Verlegung des Lumens (Thrombus, Embolus) oder Abklemmung durch Druck von außen (Tumoren).

Organellen Subzelluläre Strukturen, zum Beispiel Mitochondrien oder der Kern einer Zelle.

Osteomalazie Knochenerweichung aufgrund verminderter Einlagerung von Mineralstoffen.

Parästhesie Fehlempfindung, beispielsweise der Haut in Form von Taubheit, Kribbelgefühl und ähnlichem.

periphere Neuropathie Schädigung des peripheren (eher als des zentralen) Nervensystems.

Persistenz Beständigkeit; auf eine chemische Substanz bezogen meint dies ihre Fähigkeit, in der Umwelt unverändert zu bestehen.

Pestizid Ein Wirkstoff, der eingesetzt wird, um Schädlinge verschiedener Art zu töten. Der Begriff umfaßt Insektizide, Herbizide und Fungizide.

Phago-/Pinocytose Die Aufnahme einer festen Substanz (phago) oder einer Lösung (pino) in eine Zelle, indem die Zellmembran eingestülpt wird und die Substanz somit durch Einschluß in die Membran in Form eines Bläschens in die Zelle aufgenommen wird.

Phänotyp Die äußere Erscheinungsform eines Organismus, im Unterschied zum Genotyp (der genetischen Ausstattung).

pharmakodynamisch Den Wirkmechanismus von Medikamenten auf lebende Systeme betreffend.

pharmakokinetisch (toxikokinetisch) Die Verteilung von Medikamenten/Giften in lebenden Systemen betreffend.

Phase-1-Reaktion Alle Stoffwechselreaktionen, die mit einer Veränderung eines Wirkstoffmoleküls verbunden sind (=Funktionalisierungsreaktionen, Freilegung oder Einführung funktioneller Gruppen).

Phase-2-Reaktion Kopplung von Wirkstoffen oder Phase-1-Produkten mit Glucuronsäure, Schwefelsäure, Aminosäuren oder Glutathion, wobei in der Regel biologisch inaktive und wasserlösliche Produkte entstehen.

Phase-3-Reaktion Die weitere Metabolisierung eines Stoffwechselprodukts aus einer Phase-2-Reaktion, zum Beispiel die Bildung von Mercaptosäurekonjugaten.

Phokomelie Ein Syndrom, bei dem verkürzte Arme und Beine aufgrund einer Nebenwirkung auf den Embryo auftreten, zum Beispiel durch Thalidomid (Contergan).

Phospholipid Ein Lipid, in dem eine der Hydroxylgruppen von Glycerol oder Sphingosin mit einem phosphorylierten Alkohol verestert ist.

Plasma Flüssige Phase des Blutes, von dem die Zellen (durch Zentrifugation) abgetrennt wurden. Zu unterscheiden vom Serum, aus dem die Zellen infolge Gerinnung entfernt wurden (Serum = Plasma minus Fibrinogen).

Pneumonie Lungenentzündung.

polar Der Ausdruck beschreibt ein Molekül, das elektrisch geladen ist oder dazu neigt, in polarisierter Form vorzuliegen.

polychlorierte Biphenyle Eine Gruppe von Verbindungen, die industriell eingesetzt wurden; an einen Biphenylkern sind unterschiedlich viele Chloratome gebunden.

Polypeptid Eine Kette von bis zu 100 Aminosäuren.

portal Der Ausdruck wird auf die venöse Zirkulation angewendet, die aus den Geweben des Magen-Darm-Trakts über die Pfortader (vena portae) in die Leber führt.

ppb Parts per billion; amerikanischer Sprachgebrauch, zum Beispiel ein Mikrogramm pro Kilogramm; analog zu → ppm.

ppm Parts per million; Eine Maßeinheit für die Konzentration einer Substanz, wobei die Einheiten der Substanz ein Millionstel der Einheiten des Lösungsmittels sind, zum Beispiel Mikrogramm pro Gramm.

Promotion Der zweite (grundsätzlich reversible) Teilschritt im viele Teilschritte umfassenden Prozeß der Kanzerogenese.

Prozeß erster Ordnung Die Geschwindigkeit des Prozesses ist proportional zu der Konzentration der Substanz.

Prozeß nullter Ordnung Die Geschwindigkeit des Prozesses ist von der Konzentration der Substanz unabhängig.

Psychopharmaka Psychotrope Medikamente, die stimulierend oder dämpfend wirken können und die Verhaltensänderungen hervorrufen.

pulmonales Ödem Die Ansammlung von Gewebeflüssigkeit in den Lufträumen der Lunge.

quantale Reaktion Eine Reaktion, die eher nach dem Prinzip „alles-oder-nichts" als abgestuft verläuft.

Rain out (→ *wash out*, Saurer Regen) Entfernung von Säuren aus der Atmosphäre durch Regen.

Raynaud-Syndrom Verminderung der Blutversorgung von Fingern und Zehen, die, wenn sie durch Vinylchlorid hervorgerufen werden, aus einer Degeneration der kleinen Blutgefäße resultiert, was zu einem Verschluß der Gefäße und Arteriolen führt.

Reagin Ein Antikörper der an Soforttypallergien beteiligten IgE-Klasse.

renale Clearance Ausscheidung einer Substanz über die Nieren pro Zeiteinheit/filtrierter Plasmamenge.

Rhinitis Entzündung der Nasenschleimhäute.

Ribosomen Intrazelluläre Partikel, die dem endoplasmatischen Retikulum angelagert sein können, einen hohen RNA-Gehalt aufweisen und eine wichtige Rolle in der Proteinbiosynthese spielen.

saurer Regen Der Niederschlag von Säuren (Schwefel- und Salpetersäure) durch den Regen; auch die trockene Ablagerung von Schwefel- und Stickoxiden.

Schlagvolumen Die Blutmenge, die das Herz bei einem Herzschlag auswirft.

Silikose Bindegewebiger Umbau der Lunge, der durch die Exposition mit Substanzen wie Quarz- oder Kohlenstaub hervorgerufen wird und zu Atemnot führt (Bergarbeiterstaublunge). → Berufskrankheiten.

Singulettsauerstoff Molekularer Sauerstoff, der sich aufgrund der Elektronenverteilung in einem angeregten Zustand befindet.

Sinusoide Mit Blut gefüllte Hohlräume, die in der Leber die Fortsetzungen der Blutgefäße bilden.

Smog Der Ausdruck beschrieb ursprünglich die Kombination von Rauch (*smoke*) und Nebel (*fog*), die mittlerweile reduktiver Smog genannt wird. Der photochemische (oxidative) Smog ist das Ergebnis einer Wechselwirkung zwischen der hauptsächlich durch Autoabgase verursachten Verschmutzung und Sonnenlicht.

subakut Eine Exposition, deren durchschnittliche Dauer zwischen akuter und chronischer Exposition liegt (gewöhnlich 28 oder 90 Tage).

Superoxid ($O_2^{\cdot-}$) Ein Sauerstoffmolekül mit einem zusätzlichen nicht-gepaartem Elektron; es ist somit ein negativ geladenes freies Radikal.

Synergismus/synergistisch Die Summe der Effekte zweier Substanzen ist größer als die Summe der jeweils durch sie einzeln hervorgerufenen Effekte. Dies bedeutet, daß eine Substanz die Effekte der anderen verstärkt.

systemische Toxizität Eine Toxizität, die ein anderes (und vermutlich weit entferntes) System in einem Organismus betrifft als den Ort der Verabreichung oder Exposition.

TD$_{50}$ Die Dosis, die für 50 Prozent der gegenüber einer Substanz exponierten Population von Organismen toxisch ist, oder eine 50prozentige toxische Reaktion in einem mit einer Substanz belasteten biologischen System.

Teratogen/Teratogenität Eine Substanz/Eigenschaft einer Substanz, die in einem Embryo oder Fetus Anomalien verursacht, wenn sie dem mütterlichen Organismus zugeführt wird.

therapeutischer Index Das Verhältnis von ED_{50} zu TD_{50}.

Thiol SH- oder Sulfhydrylgruppe.

ungesättigt Ein Ausdruck, der auf aliphatische Moleküle angewendet wird, die Doppel- oder Dreifachbindungen zwischen Kohlenstoffatomen enthalten.

Urtikaria Eine Reaktion der Blutgefäße der Haut mit Austritt von Flüssigkeit in das Gewebe, was zur Ausbildung von juckenden Quaddeln (Nesselsucht) führt. Kann durch direkte Exposition mit einer toxischen Substanz hervorgerufen werden oder indirekt über eine allergische Reaktion vom Soforttyp (Typ I).

vaskularisiert Bezogen auf Gewebe meint dies, daß es mit Blutgefäßen wie Arterien oder Venen versorgt ist.

Vaskulitis Entzündung der Blutgefäße.

Vasodilatation/vaskuläre Dilatation Blutgefäßerweiterung.

Verteilungsvolumen (V_V) Die Menge an Körperflüssigkeit, in der eine Verbindung offensichtlich verteilt wird, wenn sie einem Versuchstier verabreicht wird.

wash out Entfernung von Säuren aus den Wolken durch Regen.

Zirrhose Eine Lebererkrankung, die durch den Verlust der normalen mikroskopischen lobulären Struktur, Fibrose und noduläre Regeneration gekennzeichnet ist. Sie kann verschiedene Ursachen haben; meistens ist sie das Ergebnis einer chronischen Gewebeschädigung, zum Beispiel durch chronischen Alkoholismus.

Deutschsprachige Literatur

Amberger-Lahrmann, M.; Schmähl, D. *Gifte. Geschichte der Toxikologie*. Berlin Heidelberg New York: Springer 1988.

Bader, H. (Hrsg.) *Lehrbuch der Pharmakologie und Toxikologie*. 2. Aufl. Weinheim: VCH (edition medizin) 1985.

Birgersson, B.; Sterner, O.; Zimerson, E. *Chemie und Gesundheit*. Weinheim, VCH 1988.

Daunderer, M. *Handbuch der Umweltgifte*. Landsberg: ecomed 1990.

Daunderer, M. *Klinische Toxikologie*. Landsberg: ecomed 1986.

Elstner, P.; Gnauk, T.; Manteuffel, C. u.a. *Fachlexikon abc Toxikologie*. Frankfurt: Harri Deutsch 1990.

Falbe, J.; Regitz, M. *Römpp Chemie Lexikon*. 9. Aufl. Stuttgart: Thieme 1989–1993.

Forth, W.; Hentschler, D.; Rummel, W. (Hrsg.) *Allgemeine und spezielle Pharmakologie und Toxikologie*. 5. Aufl. Mannheim: Bibliographisches Institut 1987.

Korte, F. (Hrsg.) *Lehrbuch der Ökologischen Chemie*. 3. Aufl. Stuttgart: Thieme 1992.

Küttner, T. *Pharmakologie und Toxikologie*. 13. Aufl. Neckarsulm: Jungjohann (Exa-Med) 1990.

Lohs, K.; Martinetz, D. *Gift. Magie und Realität – Nutzen und Verderben*. München: Callwey 1986.

Müller, K.; Lohs, K. *Toxikologie*. 2. Aufl. Stuttgart: G. Fischer (UTB) 1993.

Oberdisse, E. *Allgemeine und spezielle Pharmakologie und Toxikologie.* Berlin Heidelberg New York: Springer 1986.

Parlan, H.; Angerhöfer, D. *Chemische Ökotoxikologie.* Berlin Heidelberg New York: Springer 1991.

Rudolph, P.; Boje, R. *Ökotoxikologie.* 2. Aufl. Landsberg: ecomed 1992.

Schmidt, G. H. *Pestizide und Umweltschutz.* Braunschweig: Vieweg 1986.

Streit, B. *Lexikon Ökotoxikologie.* Weinheim: VCH 1992.

Velvart, J. *Toxikologie der Haushaltsprodukte.* 2. Aufl. Bern: Huber 1989.

Wirth, W.; Gloxhuber, C. *Toxikologie.* 4. Aufl. Stuttgart: Thieme 1985.

Index

Das Grundlagenwerk der Biochemie

Die Biochemie ist eine grundlegende Wissenschaft: Die Prozesse und Strukturen, die sie untersucht, bilden nicht nur die Basis für die vielen auf höheren Ebenen beobachtbaren biologischen Phänomene wie etwa Immunabwehr, Nahrungsstoffwechsel, Bewegung oder Wahrnehmung; sie stehen auch hinter den heute so intensiv diskutierten Fortschritten der molekularen Gentechnik und Gentechnologie.

Lubert Stryers großes, erfolgreiches Lehrbuch liegt nun in neuer, völlig überarbeiteter Auflage vor. Die revidierte Ausgabe spiegelt den aktuellen Stand biochemischen Wissens und den Wandel biochemischer Konzepte wider. In dem Zusammenspiel von Genen und Proteinen, in den Grundmustern der Stoffwechsel- prozesse und in den Wechselwirkungen von Physiologie und Verhalten wird die molekulare Logik des Lebendigen sichtbar. Der neue „Stryer" bietet dem Studenten dank seines geschickten didaktischen Aufbaus, seines klaren, verständlichen Stils und seiner umfangreichen farbigen Bebilderung eine maßgeschneiderte Einführung in die Grundlagen, Theorien und Arbeitsmethoden der modernen Biochemie. Zahlreiche Aufgaben ermöglichen dem Lernenden eine Kontrolle des erworbenen Wissens.

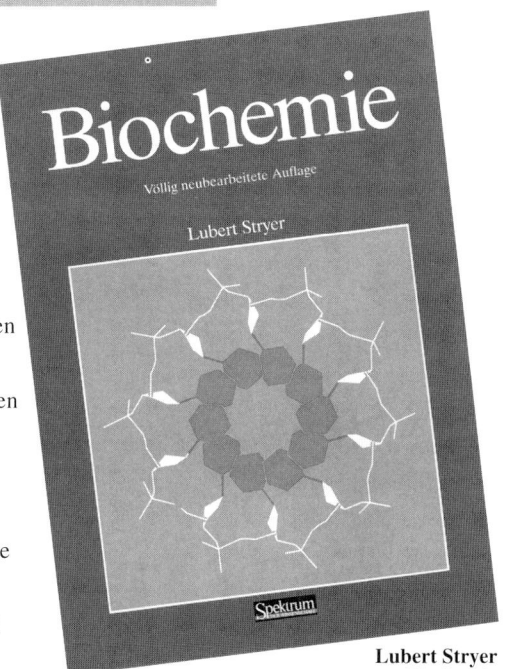

Lubert Stryer
Biochemie
1991, 1168 Seiten
DM 128,-/ sfr 129,-/ öS 999,-
ISBN 3-86025-005-1

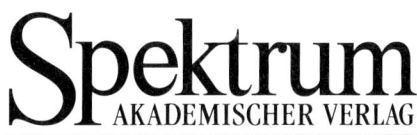

Spektrum
AKADEMISCHER VERLAG

Vangerowstraße 20 · 69115 Heidelberg

Kerzenschein und Quantentheorie

Vor gut 50 Jahren hielt der englische Physiker und Chemiker Michael Faraday an der Royal Institution in London eine sechsteilige öffentliche Vorlesung über die „Chemische Geschichte einer Kerze".

Das Thema und die Verpflichtung des Wissenschaftlers, die Erkenntnisse seiner Disziplin für eine breite Öffentlichkeit umzusetzen, greift nun der renommierte Oxforder Chemiker und Lehrbuchautor P. W. Atkins auf.

Von vertrauten Vorgängen ausgehend, beschreibt er die Grundprinzipien und Gesetze chemischer Reaktionen. Er lädt den Leser zu einer kurzweiligen Reise durch anderthalb Jahrhunderte Chemiegeschichte von Faraday bis zur Gegenwart ein. Atkins geht dabei auf Themen wie Thermodynamik, Chaos, Entropie und Photochemie ein und schildert, mit welchen Analysemethoden Chemiker heute zu Werke gehen.

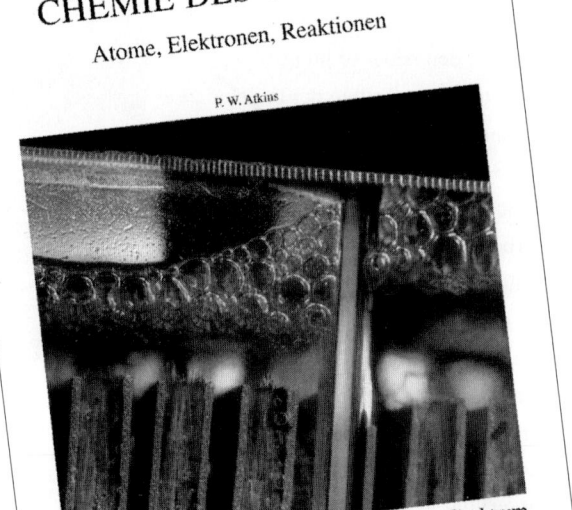

CHEMIE DES WANDELS
Atome, Elektronen, Reaktionen
P. W. Atkins

P. W. Atkins
Chemie des Wandels
1993, 256 Seiten, gebunden
DM 68,– / sfr 69,80 / öS 531,–
ISBN 3-86025-052-3

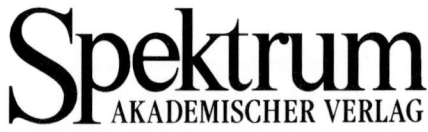

Spektrum
AKADEMISCHER VERLAG

Vangerowstraße 20 · 69115 Heidelberg